Flora vétérinaire

Qui fait du mal aux chats ?

Illustration de couverture : Sophie Ruffieux

Ouvrage originellement publié par Planet Girl Verlag (Thienemann Verlag GmbH), Stuttgart / Vienne, sous le titre : *Unsere Tierklinik – Kätzchen vermisst.*

Cet ouvrage a été proposé à l'éditeur français
par l'agence EDITIO DIALOG, Michael Wenzel, Lille.

ISBN : 978-2-7470-4753-1
Dépôt légal : mai 2016
Deuxième édition

Loi n° 49-956 du 16 juillet 1949 sur les publications destinées à la jeunesse.

Tatjana Gessler

Flora vétérinaire

Qui fait du mal aux chats ?

Traduit de l'allemand
par Yann Geurmonprez

bayard poche

Pour Michael

1

Minka a disparu !

Quand Flora sort de la maison, la chaleur sur ses épaules lui donne l'impression qu'elle porte un épais manteau. Un profond silence règne dans la cour de la clinique vétérinaire de son père. Les bâtiments semblent sur le point de fondre au soleil.

La fillette plisse les paupières avec bonheur et admire le bleu du ciel, tandis qu'à ses pieds Stracciatella saute dans tous les sens, surexcitée. La chienne ne quitte pas des yeux la balle de tennis que tient sa maîtresse, son bras qui se lève, la trajectoire de l'objet dans l'air et enfin ses rebonds sur le sol de la cour. Elle s'élance pour l'attraper.

Flora rayonne de joie. Elle se sent légère et sereine : enfin les vacances ! Il n'y a rien de meilleur que ces deux mois d'été ! Ils ont la saveur sucrée des cerises, l'odeur de la paille, la tranquillité des grasses matinées. Et, surtout, ils sont la promesse d'agréables promenades à dos de cheval avec Coline, de baignades dans l'étang et de longues heures passées dans le cabinet de son père à soigner les patients à poils ou à plumes… En somme, ils sont promesse de liberté. Pouvoir faire ce que l'on veut, c'est merveilleux !

Il est hors de question pour le Dr Weber d'abandonner ses protégés, et donc de partir en vacances ! Mais cela ne dérange pas Flora. Au contraire. Rester loin des pensionnaires de la clinique, qui ont tant besoin d'elle ? Loin de ses trois faons, à qui elle a sauvé la vie et qu'elle dorlote avec amour[1] ? Loin de sa copine Coline, dont les parents agriculteurs ne peuvent pas quitter leur ferme, même pour quelques jours ? Loin de son copain Max, dont les parents viennent de divorcer ? Non, ce serait impensable.

Quoi de mieux que de passer l'été entouré de ses amis et de ses chers animaux ?

La fillette prend la direction de l'enclos des faons. Michaël Hubert, l'employé de la clinique, ouvre en grand l'imposante porte en bois des écuries, pour y laisser entrer un peu d'air. Sa chemise à carreaux est trempée de sueur, et ses cheveux blonds collent à son front.

– Bonjour, lance-t-il. Tu es allée dans la grange aujourd'hui ? C'est un vrai four ! Nettoyer les box par cette température, c'est pas du gâteau !

Il s'essuie le visage avec la main, se penche en souriant vers Stracciatella et caresse son pelage hirsute moucheté de noir et de blanc.

---

1. Lire la première aventure de Flora : *Mystère au fond des bois*.

– Toi, tu n'es pas gênée par la chaleur, hein ? Rien ne peut t'empêcher de jouer !

Il prend la balle que la chienne tient entre les dents et, pour sa plus grande joie, la jette à travers la cour, puis il se tourne vers Flora :

– Tu n'as pas besoin de t'occuper de tes faons et tes lapins ce matin. Je leur ai déjà donné de l'eau fraîche, du foin et leur ration de papouilles. Et j'ai veillé à ce qu'ils aient de l'ombre. Tu devrais plutôt rejoindre ton papa dans son cabinet, il a besoin de toi.

Michaël empoigne sa fourche et s'immobilise en ajoutant :

– Ah, avant que j'oublie, félicitations pour ton bulletin ! Je suis très fier de toi, tu sais ! Si seulement j'avais eu d'aussi bonnes notes à ton âge…

Il adresse un clin d'œil à la petite fille, qui sent le rouge lui monter au visage.

– Merci, répond-elle, en s'enfuyant vers l'entrée de la clinique, afin qu'il ne s'aperçoive pas que ses joues ont pris la couleur des tomates mûres.

Tout le monde ne réagit pas avec autant d'enthousiasme à ses bonnes notes. Dans sa classe, des camarades prétendent qu'elle fayote, et ça la blesse. Elle ne travaille pas pour être la meilleure, juste parce qu'elle rêve de suivre les pas de son père et de devenir un jour vétérinaire. Et, pour cela, il faut être assidu à l'école !

Dès qu'elle entre dans la salle d'attente, elle comprend pourquoi Michaël l'a envoyée auprès de son père. Il n'y a plus une chaise de libre. Quatre chiens, deux chats, un perroquet, trois cochons d'Inde, une tortue et un hamster attendent là avec leurs propriétaires.

Stracciatella circule joyeusement au milieu des patients. Mais certains, effrayés par ce qui les attend, ne sont pas d'humeur commode. Un boxer musculeux grogne et tente de la mordre. Un beagle, prostré sur le sol, ne lui prête pas la moindre attention. Craintifs, les cochons d'Inde se recroquevillent au fond de leur caisse. Le perroquet passe le bec entre les barreaux de sa cage et lui lance des injures :

– *An-douiiiiille ! Sac à puuuuces !*

Quand la jeune chienne, curieuse, veut renifler cet étrange volatile multicolore, celui-ci tente de lui pincer la truffe. Vexée, elle recule et fait demi-tour. Mais l'incident est vite oublié : Stracciatella s'élance soudain en remuant la queue vers le fond de la pièce. Une vieille femme y est assise. Accablée par la canicule, elle s'évente avec un journal. Le petit chien pose la tête sur ses genoux, en quête d'une caresse.

– Stracciatella, tu m'as reconnue ?! s'étonne la dame.

– Bien sûr, s'exclame Flora, après avoir salué le reste de l'assistance. Comment allez-vous, madame Laforge ? Il y a du monde aujourd'hui, j'espère que ce ne sera pas trop long…

La pauvre femme sursaute et se met à agiter son journal dans tous les sens.

– Des frelons ? Oh, mon Dieu, il y a des frelons ?

La fillette ne peut s'empêcher de sourire. Elle hausse la voix :

– Non, TROP LONG… d'attendre ici, avec cette chaleur !

Donatienne Laforge a plus de quatre-vingts ans et elle n'entend plus très bien. Elle a été l'une des premières clientes de la clinique, et elle vient si souvent que le docteur dit parfois en plaisantant qu'elle fait partie des meubles.

– Ah, mon enfant, cette température m'épuise, et puis j'ai bien du souci…

Flora remarque alors que la vieille dame est venue sans son chat, Minka. C'est bizarre ! Elle s'apprête à demander pourquoi, mais la porte du cabinet s'ouvre, et Étienne Weber passe la tête pour appeler le patient suivant.

– Flora, s'écrie-t-il en apercevant sa fille, enfin tu es là ! J'ai besoin de ton aide. Vous permettez, madame Laforge ?

Sur le visage ridé de la dame, un vague sourire se dessine. Elle hoche la tête avec politesse, et Flora suit son père dans la salle de consultation. À l'intérieur, ça sent le désinfectant. Les murs sont peints en blanc. La gaze et les bandages sont rangés avec soin dans des tiroirs transparents, à côté des seringues et des instruments chirurgicaux stérilisés.

Le Dr. Weber saisit son nouveau patient, un chat angora apeuré, et le pose sur la table d'examen.

– Flora, tu peux tenir Azalée, s'il te plaît ? Fermement ; elle risque de se débattre. Sa maîtresse pense qu'elle a un problème au niveau des pattes arrière. Depuis sa dernière escapade, elle a beaucoup de mal à marcher.

La chatte se raidit et crache. Le vétérinaire lui palpe doucement l'arrière-train.

– Allons, je ne vais pas te faire de mal ! Je dois juste trouver ce que tu as, murmure-t-il pour essayer de l'amadouer.

Tremblante, elle fixe ses beaux yeux bleus sur la fillette, qui caresse son pelage épais et lui parle avec affection.

– Du calme, Azalée, du calme, il ne faut pas avoir peur. Mon papa va très vite te guérir.

– C'est pas possible ! s'écrie soudain Étienne Weber

Il fronce les sourcils, et des plis profonds se forment sur son front. Cette mimique n'annonce rien de bon, Flora le sait bien.

– Déboîtées ! Ses deux pattes sont déboîtées, comme si on l'avait attrapée par les pattes pour l'empêcher de fuir ! Ça ne peut pas être un accident. De toute ma carrière, je n'ai jamais vu ça ! Pauvre chat. Mais pas d'inquiétude, nous allons vite y remédier.

Le docteur prépare une seringue d'anesthésiant.

– Bon, une piqûre, et le pire sera passé…

Dès que le produit commence à agir, le docteur pratique sur la malade les gestes qui la remettront d'aplomb. Il se livre à des manipulations d'une grande précision, et le tour est joué ! Il ne lui reste plus qu'à faire une radio pour vérifier si les articulations sont remises en place. Flora est fascinée par cette technologie qui permet de voir l'intérieur du corps.

Pendant que son père examine le cliché, elle remarque que les rides de son front s'aplanissent. L'opération a donné de bons résultats.

– P'pa, à ton avis, qui a fait ça ? interroge l'assistante vétérinaire en herbe

Le docteur repose la chatte encore endormie dans son panier.

– Je ne sais pas !

Étienne Weber secoue la tête. Il a toute les peines du monde à contenir sa fureur.

– Peut-être un de ces horribles gamins qui martyrisent les animaux, histoire de passer le temps ? Ou quelqu'un qui déteste les chats ? Il y a tant de réponses désespérantes à cette question… Ce que je peux dire, c'est qu'elle n'a pas été attaquée par un chien ni heurtée par une voiture, car elle aurait d'autres types de lésions.

Il désinfecte la table d'examen, range les radiographies et demande à sa fille de faire entrer Mme Laforge.

– Je ne sais pas ce qu'elle veut. Elle n'a pas rendez-vous, mais avec cette chaleur, à son âge, elle ne doit pas attendre…

En aidant la dame âgée à entrer dans la salle de consultation, la fillette se creuse les méninges. Qui a bien pu maltraiter ainsi Azalée ?

Apparemment, elle n'est pas seule à s'inquiéter. Donatienne Laforge s'assied sur la chaise face au bureau et souffle bruyamment dans un mouchoir en dentelle.

– Docteur, murmure-t-elle, vous devez m'aider. Minka a disparu !

2

Le fantôme de l'écurie

Aujourd'hui, à la clinique, l'activité a été intense, mais la journée se termine. Flora appelle le dernier patient.

Il s'agit du beagle, qui est toujours aussi amorphe. La fillette doit le porter jusque sur la table d'examen. Un habitant du village l'a découvert dans un jardin, attaché au pied d'une cage à poules. Ses maîtres sont partis en vacances et l'ont laissé là, sans ombre et sans eau.

Flora est choquée par le comportement de certaines personnes à l'égard des animaux. Ils s'en débarrassent sans scrupules, comme de vieux jouets dont ils se sont lassés. Comment peut-on se conduire ainsi ?

Le malheureux beagle est si faible qu'il ne cherche même pas à se débattre pendant l'auscultation. Le Dr Weber écoute son cœur, prend sa température. Très vite, il établit un diagnostic.

– Ce pauvre petit bonhomme a pris un coup de chaud ! Pas étonnant, après avoir passé tout ce temps sans protection, en plein soleil ! Les chiens sont bien plus sensibles que nous. Contrairement aux humains, ils n'ont pas la capacité de réguler leur température corporelle par la transpiration. Ils ne peuvent le faire que par les glandes de leurs pattes ou par la langue… Pour cela, il leur faut de l'eau bien fraîche. Vraiment, les gens qui abandonnent leurs bêtes devraient être sévèrement punis !

En parlant, il prépare une perfusion. Son front montre à nouveau des plis profonds, comme à chaque fois qu'il est soucieux.

– S'il te plaît, prépare-lui des compresses froides. On ne doit pas traîner, il faut l'aider à se rafraichir.

Il administre alors un médicament à l'animal, qui souffle bruyamment.

– Si on avait tardé à le trouver, il serait mort à présent. Mais je crois qu'il va s'en sortir. Nous allons le garder cette nuit, pour que je puisse surveiller sa convalescence. Dès demain matin, j'irai porter plainte pour cruauté sur un animal. Et puis il sera confié à un refuge. Espérons qu'à l'avenir il aura de nouveaux maîtres qui prendront soin de lui !

Le beagle lève ses yeux tristes, comme s'il avait compris. Flora lui caresse tendrement la tête.

Le soir forme déjà un voile sombre qui enveloppe la clinique et les champs aux alentours, lorsque la petite fille quitte le cabinet, suivie par Stracciatella. Le gravier de la cour crisse sous leurs pas. Quelque part, sur la cime d'un arbre, un oiseau lance un cri. Dans l'écurie, un cheval s'ébroue. Le vent s'est levé, et les premières gouttes de pluie se mettent à tomber. Au loin, le tonnerre gronde. La trop grande chaleur de la journée tourne à l'orage.

Flora sent la colère monter en elle, en pensant aux mauvais traitements que subissent parfois les animaux. Elle est si obnubilée par les malheurs du beagle et d'Azalée qu'elle en a presque oublié Mme Laforge et la disparition de sa Minka adorée.

Dans l'écurie, la lumière est encore allumée. Afin de les abriter, M. Hubert a installé les faons dans un box et vient de leur fournir du foin bien frais. Stracciatella leur fait la fête et donne des coups de langue sur leurs museaux, qui frémissent de contentement.

– Stracciatella ! rit l'employé de la clinique. Tes trois amis ne se nourrissent pas de gentilles léchouilles ! Il faut les laisser manger tranquillement.

Il saisit la turbulente petite chienne par le collier, l'entraîne à l'extérieur du box et referme le portillon. Puis il s'assoit sur une botte de foin et essuie son visage noirci par la poussière avec sa manche de chemise. Flora prend place à côté de lui, elle fixe le sol et gémit :

– Quelle journée !

Dehors, un éclair traverse le ciel. Les nuages lourds et volumineux se sont rapprochés.

Stracciatella devine que sa maîtresse est peinée, alors elle se blottit contre elle avec tendresse. Comme ça ne paraît pas suffire, elle lui met deux pattes sur les épaules et lui lèche les joues.

– Arrête, ça chatouille !

Quand elle constate qu'elle est enfin parvenue à arracher un sourire à la fillette, la chienne se couche à ses côtés, le museau sur ses genoux.

Michaël Hubert les observe toutes les deux. Il a ce regard si caractéristique, celui qu'il prend lorsqu'il comprend que ça ne va pas. Flora se demande souvent s'il n'a pas un pouvoir. Est-ce qu'il lit dans ses pensées ? Est-ce qu'il voit à travers elle comme son père le fait avec les animaux grâce à ses radios ?

– Toi, tu as vu des choses tristes au cabinet ; je me trompe ?

La petite fille attrape un brin de paille et l'entortille sur son doigt. Elle hoche la tête. La pluie frappe les vitres de l'écurie avec violence. On croirait qu'un géant cherche à entrer. Un éclatant rayon de lumière vient caresser le pelage des chevaux dans leur box, dessinant leurs contours comme des ombres chinoises.

– Je sais que ce n'est pas facile ; c'est le mauvais côté du métier de vétérinaire.

Flora hoche la tête.

– Oui… oui, mais je n'arrive pas à m'y habituer.

Elle malmène son brin de paille et réfléchit.

– Tu ne t'y habitueras jamais, tu dois apprendre à vivre avec ! répond Michaël.

Il lui passe un bras réconfortant autour des épaules. Sans bouger, Stracciatella lève ses grands yeux noirs. Elle paraît approuver.

Soudain, le tonnerre devient plus assourdissant. Les chevaux s'agitent, effrayés. Dans le lointain, une fenêtre restée ouverte claque sous l'effet du vent. Un court instant, la lueur d'un nouvel éclair illumine l'allée centrale des écuries, et Flora croit apercevoir un chat.

« Ce n'est pas possible, je vois des fantômes », pense-t-elle.

Elle se pince. En effet, à la clinique, il n'y a pas de chat, même si Michaël en a toujours voulu un. Combien de fois n'a-t-il pas bougonné, en sortant de la grange, qu'on aurait besoin d'un chasseur de souris, ici ? Il prétend que les rongeurs mangent le foin et l'avoine réservés aux pensionnaires, mais la fillette n'est pas dupe : ce n'est pas à cause des souris que Michaël veut un chat, il aurait aussi bien pu résoudre ce problème en posant des pièges. Non, il n'avouera jamais qu'il se sent seul pendant qu'il s'occupe des box. Un chat qui l'attendrait chaque jour et lui tiendrait compagnie, ce serait un vrai bonheur pour lui. Certes, il y a les chevaux, malheureusement ils ne sont jamais là très longtemps : il faut s'en séparer dès qu'ils sont guéris.

Mais Étienne Weber est opposé à l'idée d'adopter un chat. « Comme si je n'avais pas assez d'animaux ici ! rétorque-t-il, quand sa fille le lui demande. Un chien, deux lapins, trois faons, je trouve que ça suffit ! »

Michaël Hubert n'a plus de famille, car sa femme est morte dans un accident de voiture. Depuis, il mène une existence solitaire. Bien qu'il assure que ça lui va, que Flora, ses parents et tous leurs animaux sont sa nouvelle famille, la fillette est certaine que posséder un chat lui changerait la vie. Trop réservé, il n'ose pas en parler au vétérinaire.

Au bout de quelques secondes, Flora émerge de ses pensées. Elle se rappelle la disparition de Minka et décide d'en informer l'employé de la clinique.

– Tu crois qu'il lui est arrivé quelque chose ? questionne-t-elle. Papa, lui, n'a pas pris cette histoire au sérieux. Il dit que tout va bien et que Mme Laforge se fait du souci pour rien. Tu la connais… Moi, j'ai un pressentiment. Il paraît que Minka ne s'en va jamais très loin, et, maintenant qu'elle a eu des petits, je ne peux pas imaginer qu'elle ait eu envie de partir.

Michaël, songeur, se gratte la tête.

– Depuis combien de jours a-t-elle disparu ? interroge-t-il enfin.

– Depuis hier.

– Ce n'est pas forcément anormal. Les chats adorent faire des escapades. Depuis, l'orage doit l'avoir incitée à rentrer. Les matous d'intérieur ne sont pas très amis avec la pluie.

Un nouvel éclair vient fendre l'air. Flora plisse les yeux. Cette fois, il n'y a plus de doute. C'est certain, elle a vu un chat ! Moins grand et plus mince que Minka.

Michaël, lui aussi, l'a remarqué. Il s'étonne :

– On est préoccupés par la disparition d'un chat, et voici qu'un autre apparaît ! Pour une coïncidence…

3

Une fausse joie

Le lendemain, toujours pas de nouvelles de Minka ! L'orage a cessé, le feuillage des arbres s'égoutte encore un peu, le ciel est d'un bleu intense, juste parsemé de rares nuages cotonneux comme un troupeau de moutons gambadant dans l'immensité. L'atmosphère, les rues, les bâtiments, tout paraît fraîchement lavé.

Flora respire l'air pur à pleins poumons, elle adore l'odeur des pluies d'été sur le macadam. Dans son sac à dos, elle a emporté son maillot de bain et un goûter. Coline et Max l'attendent pour une excursion à cheval jusqu'au lac de Saint-Cyr. Ses eaux sont claires comme le cristal, et sa superficie est au moins cent fois plus grande que celle de l'étang près de la clinique. Seulement, même sur le dos de Mike, c'est à une sacrée trotte de là !

Pour rejoindre la ferme des Lefort, la fillette choisit de ne pas suivre le trajet le plus direct, à travers champs. Elle passe par le centre du village dans l'espoir de mettre la main sur Minka, ou au moins sur un indice concernant sa disparition. De nombreux volets sont fermés : certains habitants sont partis en vacances, d'autres cherchent à préserver un peu de fraîcheur à l'intérieur de leur maison. Les rares personnes présentes dans les rues lancent des regards étonnés vers Flora qui déambule en criant le nom de la petite chatte disparue :

– Minkaaa ! Viens, Minka !

Stracciatella court devant. Elle garde le museau près du sol, les narines frémissantes.

On dirait un chien policier sur la piste d'un malfaiteur. Elle inspecte les coins et recoins du village, les soupiraux, les garages, les bacs à fleurs, renifle derrière chaque haie, sous chaque voiture. Si elle débusque un chat, elle se met à aboyer de toutes ses forces, mais les fausses joies ne font que s'enchaîner, et Minka reste évanouie dans la nature.

Flora aperçoit soudain une affichette scotchée sur un lampadaire. Curieuse, elle s'approche et lit. Mme Laforge en est l'auteur. D'une jolie écriture un peu tremblante, elle a tracé le message suivant :

Chat perdu ! Une chatte siamoise beige et brune avec les yeux bleus. Elle porte un collier vert décoré d'étoiles argentées. Elle répond au nom de Minka. Prévenir Mme Laforge, tél. 66431, ou la clinique vétérinaire Weber, tél. 66412. Récompense.

La fillette éprouve de la pitié pour la pauvre veuve. Comme elle doit être triste sans sa fidèle compagne ! Depuis le décès de son mari, son adorable chatte est la seule présence auprès d'elle, le soir venu.

– Je vais retrouver Minka, se promet Flora. Coûte que coûte !

Et, quand elle se fixe un objectif, rien ne peut l'en distraire.

Lorsqu'elle arrive enfin chez les Lefort, elle ne voit d'abord personne. Soudain, elle perçoit les voix de Coline et de Max. Elle les cherche du regard, et finit par entrevoir la chevelure rousse de sa copine entre les framboisiers et les groseilliers, de l'autre côté de la ferme, dans le potager de Sandra Lefort. La meilleure amie de Flora, à quatre pattes dans l'herbe, furète sous une haie.

– Qu'est-ce que tu fais ? l'interroge Flora. Tu as perdu quelque chose ?

Stracciatella, amusée par la position de la fillette, lui lèche les joues.

– Hé, je me suis lavée ce matin ! bougonne Coline.

Elle repousse la chienne, se redresse avec mauvaise humeur, et frotte la terre et les bouts d'herbe qu'elle a sur le pantalon. Ses grandes boucles rousses lui cachent le visage.

– Je cherche Léo, notre chat, dit-elle. Il doit aller chez ton père pour un vaccin. Maman est censée être déjà à la clinique, mais ce coquin préfère se promener. Ça fait deux jours qu'on ne l'a pas vu. À mon avis, on va devoir reporter le rendez-vous. Je n'ai pas envie d'annuler notre expédition au lac, juste parce que *Môssieur* a décidé de partir chasser. Viens, on va chercher Mike dans l'enclos. Je parie que, quand on reviendra de la baignade, Léo nous attendra devant la porte !

*

La route du lac est en plein soleil. Sur son vélo rutilant, Max transpire, et ses cheveux blonds dégoulinent de sueur. Ses joues sont rouge écrevisse, ses taches de rousseur ont presque entièrement disparu.

Comme toujours, Mike trottine en toute tranquillité ; si Coline ne le motivait pas sans cesse, il passerait son temps à faire des pauses.

Il s'ébroue, se renfrogne, ce qui arrache un sourire à Flora. Installée sur le dos du cheval, elle sent la chaleur de son ventre rondouillard, qui le caractérise si bien. Elle voudrait tellement pouvoir saisir cet instant et le conserver dans sa boîte à trésors, avec sa collection de cailloux, de pommes de pin et de coquilles d'escargots. Elle le ressortirait les jours où elle serait triste, les jours où ce parfum d'été, d'amitié et de liberté lui manquerait. Mais, pour tant de bonheur, il faudrait une boîte gigantesque ! La fillette étreint Stracciatella en soupirant.

La journée aurait cependant été encore plus belle si elle ne s'inquiétait pas autant au sujet de Minka. Elle scrute les environs. La chatte disparue n'est peut-être pas loin ! Alors que la petite troupe passe devant des jardins jaunis par le soleil, Flora s'écrie soudain :

– Coline, stop, dis à Mike de s'arrêter, oooh ! Dans les buissons… là-bas, est-ce que tu le vois ? Le siamois ? Minka !

Elle saute à terre, suivie par Stracciatella, et, avant même que son amie ait eu l'occasion d'émettre la moindre protestation, toutes deux s'élancent. Coline et Max échangent un regard éberlué.

– Qui est Minka ? questionne le garçon en descendant de vélo.

– Le chat de Mme Laforge. Il a disparu depuis deux jours, et Flora croit qu'il lui est arrivé quelque chose. Elle a passé la matinée à le chercher, répond Coline.

Flora est parvenue devant l'entrée du jardin. Après s'être assurée que personne ne fait attention à elle, elle pousse le portillon. Stracciatella lui emboîte le pas.

– Minka, viens ici ! murmure la fillette en s'accroupissant.

Le siamois pose ses yeux bleus et effrayés sur elle, et ne bouge pas d'un pouce.

– C'est moi, Flora ! Tu ne me reconnais pas ?

– Ça m'étonnerait ! tonne alors une voix grave derrière elle.

La petite fille et sa chienne sursautent. Elles se retournent. Un homme, avec une immense tache de vin sur la figure, se tient debout derrière elles, l'air pas commode. Il est grand et très robuste. Il tient un arrosoir à la main.

– Jeune demoiselle, peux-tu me dire ce que tu fabriques dans mon jardin ?

– Je voulais juste attraper Minka et la ramener à sa maîtresse, explique Flora, un peu hésitante.

Elle se relève. Stracciatella s'assoit sagement à ses côtés et examine cet homme étrange, dont l'expression est plus douce qu'il n'y paraît au premier abord. En effet, sur ce visage si sombre, un sourire inattendu apparaît.

– Minka ? Tu cherches sans doute une femelle, alors ? Ce serait un miracle biologique ! Le chat que tu vois ici est un mâle. Il s'appelle Anton. Un solide matou. Désolé, il n'y a pas de Minka dans cette maison.

À cet instant, Flora s'aperçoit que le chat sous les feuillages n'a pas de collier. Elle présente ses excuses au monsieur et rejoint ses amis, la tête basse.

Coline essaie de la consoler :

– Bon, arrête de t'en faire comme ça ! Tu verras, Minka va réapparaître. Tu sais, Léo est déjà parti pendant une semaine et a fini par revenir. Allez, monte !

– Non, je te dis que j'ai un pressentiment. Elle ne rentrera pas toute seule..., murmure Flora en grimpant sur le dos de Mike. Minka n'est pas comme Léo, continue-t-elle. Elle n'a jamais fugué. Il y a un truc qui cloche ! D'abord ce chat aux pattes déboîtées, puis Minka qui disparaît, et le petit chat roux dans l'écurie...

– Quel chat roux dans l'écurie ? l'interrompt Max.

– Un chat minuscule, raconte la fillette, avec des égratignures sur le dos. Par endroits, il lui manquait même des touffes de poils. Papa l'a soigné, et il va mieux. On ne l'avait jamais vu. Et personne n'est venu le réclamer. Ce n'est pas normal.

Max et Coline échangent un regard entendu, mais se taisent. Les trois amis ont parcouru un bon kilomètre, lorsque Coline donne à son cheval l'ordre de s'arrêter. Max met également pied à terre. Sur un panneau de bois, une affichette est punaisée :

Une importante récompense sera offerte à qui retrouvera notre chat persan, Choco. Il a disparu depuis le 3 août. Il a le pelage noir et les yeux verts. Tél. 66317.

4

Encore une affichette

Flora, songeuse, dessine des chats sur le sable chaud avec son index. Elle est soulagée que Max et Coline la croient enfin. Aucun des trois n'a idée de ce qui se passe, mais cette affaire n'est pas nette.

Ils ont étendu leurs serviettes sous les arbres afin de profiter de l'ombre de leur feuillage. Le soleil tente de percer à travers l'épaisseur de la verdure et trace des formes dansantes sur la peau des enfants. L'eau limpide du lac scintille comme de l'aluminium froissé. Stracciatella ne se lasse pas de courir après les vaguelettes qui caressent le rivage en clapotant.

Pendant que les trois amis paressent, Mike se livre à son passe-temps favori : se remplir l'estomac ! Brouter l'herbe verte et croquante du bord du lac suffit à son bonheur.

– Et le chat roux ? demande Max, en mordant dans le sandwich au fromage qu'il a apporté.

– Il reste à la clinique jusqu'à ce qu'on retrouve son propriétaire. Papa a punaisé une pancarte dans la salle d'attente et mis une annonce dans le journal.

– Peut-être que quelqu'un va se manifester ?

– On pense qu'il a été abandonné à cause des vacances. Ça arrive très souvent ; tous les étés, c'est la même histoire.

En effet, les pensions coûtent cher, et les gens ne savent pas quoi faire de leur animal de compagnie quand ils partent en voyage. Certains décident alors de l'« oublier » au bord d'une route…

Flora efface le dessin qu'elle vient de tracer sur le sol. Elle se rallonge sur le dos et fixe les branches qui se balancent au-dessus d'elle.

– D'accord, mais… pourquoi avait-il de vilaines blessures ? réfléchit Max à haute voix. Ça n'a pas de sens ! Si on veut se débarrasser de son animal, on n'a pas besoin de le maltraiter en plus. Est-ce qu'il avait faim ?

La fillette secoue la tête.

– Euh, non ! Il n'est pas grand et pas très gros, mais il n'avait pas l'air affamé. Il n'avait pas de puces ni de tiques. Il n'a certainement pas passé beaucoup de temps dehors.

Coline, qui vient de piquer une tête dans le lac, est en train d'essuyer sa chevelure poil de carotte. Max prend une nouvelle bouchée de son sandwich, l'air concentré.

– Et si le chat avait changé de maître ? bafouille-t-il, la bouche pleine. Ils font ça, parfois. Mon oncle a eu un petit Tigrou qui s'est enfui pour trouver une nouvelle famille, juste parce qu'il était jaloux du nouveau chaton qui venait d'arriver dans la maison. Il ne voulait pas partager son territoire. Et maintenant il vit chez des voisins et il est très heureux. Moi, à la place du chat roux, j'aurais fait pareil. Chez toi, c'est le meilleur endroit pour lui, pas vrai ?

Il adresse un clin d'œil à Flora. En entendant ce compliment, elle rougit. Son ami a parfois des mots ou des regards si gentils qu'elle en a soudain chaud au cœur. Ce sentiment est très agréable et un peu étrange. Elle ne sait pas comment réagir.

Coline fait semblant de ne pas avoir entendu la dernière phrase et s'enduit de crème solaire. Elle apprécie Max, ce qui ne l'empêche pourtant pas d'avoir peur qu'il ne vole sa place auprès de Flora. Celle de la personne à qui l'on confie ses secrets, ses joies et ses peines. Bien sûr, elle est consciente d'avoir tort. Elle doit vite étouffer cette absurde jalousie.

Elle se tourne vers le garçon et commente :

– Même si le chat roux a choisi la famille Weber, ça ne veut pas dire que personne ne le cherche ! Ton oncle a dû être inquiet de ne pas voir revenir son Tigrou.

Coline a un tempérament un peu brouillon, mais elle a un don pour comprendre les choses avec une extrême rapidité. Cette vivacité d'esprit provoque l'admiration de Flora, qui est toujours surprise de voir sa meilleure amie trouver la solution aux problèmes avant tout le monde.

Au loin, un clocher sonne l'heure.

– Oh, crotte de bique ! s'écrie Coline en se relevant d'un bond. J'ai bien compté ? Il est déjà cinq heures ?

Max fait signe que oui.

– Zut, le temps a passé trop vite. Il faut y aller ; on a encore une heure de route pour rentrer !

Mike ne renonce qu'à contrecœur à son coin d'herbe tendre et savoureuse. Pourtant, lorsqu'il devine que l'on se dirige vers la maison, il répond aussitôt à l'appel du foin frais et part au grand trot.

Après une après-midi à aller et venir entre l'eau et les trois amis, Stracciatella est épuisée, et il ne faut pas plus de quelques foulées cahotantes pour que, blottie contre sa maîtresse sur le dos du cheval, elle finisse par s'endormir, sereine. Ses ronflements provoquent un éclat de rire général. Une bonne humeur qui ne dure pas…

En effet, les enfants traversent un village, dont ils remontent la rue principale. Alors qu'ils s'apprêtent à prendre la direction de chez eux, ils font une découverte bizarre. Sur un kiosque à journaux, une grande affiche montre la photo d'un chat magnifique. En dessous, on peut lire :

Perdue : Annabelle. Nous sommes très tristes, elle nous manque beaucoup. Qui a vu Annabelle ? C'est une chatte des forêts norvégiennes, très sociable ; elle a deux ans. Contact : la famille Gérald, tél. 66899. Une récompense sera remise à la personne qui nous la ramènera.

Max siffle entre ses dents.

– En voilà trois, maintenant ! Minka, Choco et Annabelle. On ne peut plus dire que c'est le hasard !

Il pose son vélo contre une poubelle, puis il s'approche de la marchande, en train de ranger des magazines sur leur présentoir. La grosse dame a un visage amical et des bras aussi dodus que des coussins.

– Excusez-moi, dit le garçon en pointant l'affiche du doigt, vous savez ce qui s'est passé avec ce chat ?

– Annabelle ?

Immédiatement, les yeux pleins de gentillesse de la dame se couvrent d'un voile sombre.

– Ça fait deux jours que la pauvre bête a disparu. Elle appartient à mes voisins. Les Gérald sont très malheureux. Surtout leur fille, Tania, qui est inconsolable.

La femme soupire.

– Je n'y comprends rien. En général, Annabelle est dans la maison. Elle n'ose même pas mettre une patte dehors. Seulement dans le jardin, jamais dans la rue ! Vous savez, je m'occupe d'elle quand les Gérald sont absents. C'est une chatte adorable, si câline ; elle est très attachante. Ce sera terrible si elle ne réapparaît pas.

Elle lance un regard soucieux à la photo et, discrètement, essuie une larme au coin de son œil. Max la remercie, et la petite troupe se remet en mouvement dans le silence.

Les pensées de Flora s'agitent dans son crâne comme sur des montagnes russes. Trois chats ont disparu. Est-ce qu'ils auraient été écrasés par une voiture, et personne ne les aurait trouvés ? De tels accidents se produisent parfois, hélas. La fillette a des tas de cas en tête, où des automobilistes affolés ont frappé à la porte de la clinique avec, dans les bras, un animal qui s'était jeté sous leurs roues. Souvent, il est trop tard pour les sauver, et l'on ne connaît pas leurs propriétaires.

Elle brise le silence :

– Ils ont peut-être été renversés ?

– Trois chats en si peu de temps ? Et personne n'aurait retrouvé leurs corps ? s'exclame Max. Ce n'est pas très logique. Et tu as entendu la dame ? Annabelle n'osait pas sortir dans la rue.

– Et si c'était un renard qui les avait emportés ? suggère Coline.

– Les renards ne s'intéressent pas aux chats. Ils se nourrissent de rongeurs ou d'oiseaux. S'ils en ont l'occasion, ils mangent des poules, mais pas des chats !

Les trois amis ont beau se creuser la cervelle, ils ne parviennent à aucune explication rationnelle.

Lorsqu'ils arrivent près de chez Coline, Flora sourit. Dans le champ de M. Godard, le voisin des Lefort, un pick-up gris métallisé est garé près de la vieille grange. Derrière ce véhicule, que les enfants n'ont encore jamais vu, une grande remorque est installée.

– Est-ce qu'il va y avoir un cirque ? s'enthousiasme-t-elle déjà.

Max met une main en visière au-dessus de ses yeux.

– Désolé, ce n'est pas un cirque, mais une baraque de chantier. C'est là que vivent les ouvriers quand il y a des travaux.

« Dommage », songe Flora.

Elle aurait aimé voir un spectacle avec des clowns, des acrobates et des chiens savants, et manger de la barbe à papa ! La dernière fois qu'elle est allée au cirque avec ses parents, elle n'a pas réussi à percer le secret du dressage des chiens. Quatre caniches et un dalmatien étaient montés sur un cheval ; ils exécutaient des saltos et toutes sortes de tours. Depuis, elle a essayé avec Stracciatella, qui n'a jamais voulu faire la moindre pirouette.

Impatient, Mike presse le pas. Il est grand temps d'arriver à la mangeoire, sans doute pleine, à l'heure qu'il est. Les secousses un peu brusques réveillent Stracciatella. Elle bâille à s'en décrocher la mâchoire.

Arrivées à l'écurie, les fillettes donnent à boire au cheval dans son box et l'étrillent avec de la paille. La petite chienne, qui s'est bien reposée, aimerait maintenant jouer avec les vaches dans l'étable. Celles-ci lui reniflent la truffe avec curiosité et la regardent d'un air placide et ébahi.

– Alors, Stracciatella, intervient Mme Lefort en souriant, encore en train de copiner ?

Elle porte un plateau, sur lequel elle a disposé des verres de limonade.

– Les enfants, je vous ai entendus arriver. Vous devez avoir soif. Je vous ai préparé des rafraîchissements.

Les enfants la remercient, et la maman de Coline repart vers la maison. Mais, avant de quitter l'écurie, elle se retourne.

– Ah, au fait, j'ai pris un nouveau rendez-vous à la clinique la semaine prochaine, mais Léo n'est toujours pas là.

Flora et Max remarquent aussitôt la pâleur de leur amie. Elle est blanche comme un linge. Le silence s'installe à nouveau. La même affreuse pensée est dans toutes les têtes.

5

La maladie des petits cochons

Quand Flora pénètre dans la clinique, les chaises de la salle d'attente sont vides, la secrétaire est partie, et le docteur Weber est au téléphone. Apparemment, il était en train de retirer sa blouse blanche lorsque la sonnerie a retenti, car il la tient encore à la main.

– Ça ne me dit rien qui vaille. Oui, monsieur Godard, j'arrive. Non, non, aucun problème, je n'ai plus personne aujourd'hui.

Le vétérinaire lance un regard vers sa fille, il a la mine grave.

– Bonjour, ma puce, murmure-t-il en couvrant le combiné.

D'un geste, il demande à Flora de patienter un instant.

– Juste le temps de donner ses médicaments à un perroquet très malade, et dans dix minutes je suis chez vous, monsieur Godard ! Je me dépêche.

Il raccroche et jette son habit de travail sur un fauteuil.

– Alors, ma grande, comment était la baignade ?

Mais il n'attend pas la réponse de Flora pour poursuivre :

– Tu peux m'apporter ma sacoche, s'il te plaît ? Je dois aller en urgence chez Nicolas Godard. Ses porcelets ont de la fièvre, des spasmes, et refusent de s'alimenter. C'est mauvais signe, ça pourrait mettre leur vie en danger. Tu viens avec moi ?

La fillette accepte sans hésiter. La question ne se pose pas ; le dîner attendra ! De toute façon, l'histoire des chats lui pèse sur l'estomac. Et puis, les petits cochons sont trop mignons, on ne peut pas les laisser tomber. Elle veut être là, si son père parvient à les sauver. D'ailleurs, ce sera l'occasion de lui parler des disparitions.

– Va dans la voiture, j'en ai pour deux secondes !

Quelques minutes plus tard, dans son 4 × 4 vert foncé, Étienne Weber remonte la route qui longe la propriété des Lefort. Les enclos sont tranquilles, les bêtes sont dans les étables. Seules les oies sont de sortie, le blanc de leurs plumes se détache sur la verdure de la prairie. En les voyant, Stracciatella presse la truffe contre la vitre et y laisse un mince croissant de buée.

Un ami a offert ces quatre volatiles au père de Coline pour son anniversaire. Mais elles raffolent des salades du potager de sa femme, et cela provoque de nombreuses disputes chez les Lefort. Quoi que l'on fasse, les oies finissent par trouver le moyen de se glisser dans le jardin de la maîtresse de maison et par tout saccager.

– Dis, Papa, tu as une idée de ce qui ne va pas avec le petits cochons ? questionne soudain Flora.

Le Dr Weber est concentré sur la route. Sans tourner la tête, il répond :

– Malheureusement, je n'en sais rien. Je dois d'abord les examiner.

Quand la voiture pénètre dans la cour de son exploitation, M. Godard attend devant l'entrée de la porcherie. Il est très nerveux, et son visage exprime une grande inquiétude. Il a le front perlé de sueur.

– Bonjour, docteur ! Merci d'être venu si vite. Je vois que vous avez amené votre assistante. Comment vas-tu, Flora ?

– Bien, merci !

Finalement, elle a préféré ne pas raconter les événements à son père ; elle ne veut pas l'embêter avec l'affaire des disparitions. Il a déjà assez de soucis comme cela.

Les porcelets sont étendus dans la paille fraîche, sous le ventre de leur maman. Ils bougent à peine et respirent mal.

Le vétérinaire entre dans leur box, ouvre sa sacoche, en retire ses instruments et entame l'examen du premier bébé. Il y met beaucoup de soin et prend son temps. Le cas des petits malades paraît préoccupant. En effet, les fameux plis se sont formés sur le front du docteur.

Flora s'agenouille à ses côtés et caresse les corps affaiblis, roses et rondouillards des porcelets. Elle éprouve de la compassion pour eux. Les voir ainsi immobiles et pourtant hors d'haleine lui déchire le cœur. Le plus petit, en particulier, paraît mal en point. Minuscule et plus fragile que ses frères et sœurs, il semble avoir de très faibles chances de survie.

D'un geste, Étienne Weber chasse une mouche. Il s'étonne :

– C'est étrange, tout de même ! Je n'arrive pas à définir à quoi correspondent leurs symptômes. La maladie à laquelle je pense ne survient que si les conditions de vie des bêtes sont mauvaises et malsaines, mais je sais qu'avec vous, ça ne peut pas être le cas, monsieur Godard. Je vous connais depuis des années maintenant, et j'ai toujours constaté que vous étiez très attentionné avec vos animaux. Je me demande comment ils auraient pu être contaminés. Est-ce que d'autres porcs sont malades ?

L'éleveur fait signe que non.

Flora regarde autour d'elle. Tous les box sont garnis de paille propre, les cochons ont l'air bien soignés, ils ont de la place, et l'allée centrale a été balayée.

Quand la petite fille entend parfois dire qu'une porcherie est synonyme de saleté, ça l'agace : les cochons sont tout sauf sales ! Et s'ils se roulent dans la boue l'été, c'est juste parce qu'ils ont besoin de se rafraîchir. En plus, ils ne sont pas bêtes. Son père lui a expliqué qu'ils étaient plus intelligents que les chiens. Bon, ça, c'est une affirmation que Stracciatella contesterait sans doute, si elle pouvait parler !

Le docteur est plongé dans ses réflexions et ses hypothèses, quand un chat noir surgit dans le box. De la façon la plus naturelle du monde, il vient se blottir en boule contre les porcelets. Sous les lampes chauffantes, le voici qui entame une sieste.

– Je vous présente Carotte ! explique M. Godard. Il est arrivé chez nous il n'y a pas très longtemps et il adore venir dormir auprès des cochons. Je ne sais pas s'il est attiré par la chaleur animale ou artificielle. Je laisse les lampes allumées afin que les bêtes ne prennent pas froid si la température baisse pendant la nuit.

Le vétérinaire caresse la tête du matou et l'observe en silence.

– Merci, Carotte, s'exclame-t-il soudain. Tu es arrivé à point nommé pour m'aider à établir mon diagnostic.

Flora dévisage son père, comme s'il avait perdu la tête. Quel rapport y a-t-il entre ce chat et la maladie des porcelets ?

– Désolé, mon cher Carotte, reprend le Dr Weber, dorénavant tu seras interdit de porcherie !

À ces mots, le chat lève à peine la tête. Au contraire, il referme les yeux et se rendort.

– Il ne fait de mal à personne, tente d'intervenir l'éleveur. Les cochons sont toujours heureux de le voir.

Le docteur se tourne vers M. Godard.

– Je suis navré, réplique-t-il, Carotte n'est pas fautif, mais il a contaminé les cochons. Il leur a transmis la toxoplasmose, une maladie infectieuse propagée par les chats. Les symptômes sont la fièvre, des spasmes et, si on ne traite pas à temps, une inflammation des voies respiratoires.

L'éleveur panique.

– Mes bêtes vont mourir ?

Le vétérinaire prépare une seringue avec un médicament spécial.

– Rassurez-vous, je vais leur administrer une piqûre ce soir, une seconde demain, et ça devrait suffire à les remettre sur pattes.

– Qui aurait pu croire cela ? Le gentil Carotte… lui, contaminer nos cochons ! s'écrie M. Godard.

– En tout cas, vous devez veiller à ce qu'il ne se faufile plus dans la porcherie. Ni lui ni aucun chat, d'ailleurs !

L'éleveur hoche la tête.

– Je vais y faire attention, docteur ! Carotte est notre seul chat. Ma femme est dingue de ce petit bonhomme. Est-ce qu'il faut le traiter ?

– Non, ce virus est inoffensif pour les chats, ainsi que pour les humains en bonne santé. Dans le pire des cas, Carotte aura des symptômes similaires à ceux d'une légère grippe. Il a l'air d'avoir bien résisté.

Pendant que son père s'occupe des piqûres, Flora s'inquiète pour le plus fragile de la portée.

– Est-ce qu'il s'en sortira aussi ? interroge-t-elle en le désignant du doigt. Il est si fatigué !

– Je l'espère, ma puce ; ce n'est pas encore certain. À cause de sa faible constitution, il doit avoir du mal à accéder aux mamelles de sa maman, au milieu des autres. Pourtant, il a besoin d'autant de lait que ses frères et sœurs…

Le Dr Weber cherche une nouvelle seringue dans sa sacoche. Flora lui lance un regard suppliant.

– Et si on le nourrit au biberon ?

Un peu honteux, Nicolas Godard bredouille :

– Ne crois pas que je sois une mauvaise personne… mais je m'occupe tous les jours de centaines de porcs, et je n'ai pas le temps de nourrir celui-ci à la main. Je suis éleveur de porcs, et cela m'oblige à penser à la rentabilité de mon exploitation. S'il parvient à s'en sortir, je serai enchanté, mais sinon… c'est la loi de la nature, je suis désolé !

Même si elle comprend ce que vient de lui expliquer l'agriculteur, Flora ne peut s'empêcher de trouver que tout cela est injuste.

– Papa, je peux le faire, moi ! Je peux m'en occuper ! Il pourrait vivre chez nous, dans l'écurie. Il est si adorable !

Le vétérinaire secoue la tête avec détermination :

– Non, Flora. À la maison, nous avons déjà deux adorables lapins, trois adorables faons et un adorable chien !

La fillette baisse tristement la tête. Elle sait que ça ne servirait à rien de discuter plus longtemps.

6

Le cinéma de Stracciatella

Sans un mot, Flora aide son père à ranger les seringues et les ampoules, puis, au moment de quitter la porcherie, elle laisse partir les adultes devant et s'arrange pour rester seule avec le malheureux porcelet.

– Je reviendrai, murmure-t-elle. Je ne te laisse pas tomber. Tiens bon, tu entends ?

Une fois cette promesse faite, elle se hâte de rattraper les autres.

Dans la cour, le crépuscule a déjà enveloppé les arbres, et une douce brise chasse peu à peu l'étouffante chaleur de l'été.

Même si c'est difficile, la fillette s'accroche obstinément aux paroles de Michaël : « Tu ne t'y habitueras jamais… Tu dois apprendre à vivre avec. *Tu dois apprendre à vivre avec. Tu dois apprendre…* » Triste et inquiète, elle se demande quand le jour où elle saura « vivre avec » arrivera.

Elle rejoint son père, en pleine conversation avec M. Godard.

– Belle voiture ! dit-il en montrant le pick-up gris argenté près de la grange, celui que Flora a confondu tout à l'heure avec un véhicule de cirque.

– Ah, c'est vrai, répond l'éleveur, mais elle n'est pas à moi. Elle appartient à un campeur qui passe ses vacances ici. Je lui loue juste cette parcelle de terrain. Il m'a expliqué qu'il était dans la région pour rendre visite à des proches. Comme il ne veut pas les déranger, il revient dormir ici tous les soirs.

– Ça ne doit pas être très confortable !

– Vous seriez étonné ! Le jour de son arrivée, il m'a laissé entrer, et j'ai pu constater que l'intérieur est plutôt bien équipé. Un lit, une kitchenette. D'ailleurs, ce brave campeur n'a pas besoin de tellement plus, il n'est quasiment jamais là. Il m'a payé deux semaines d'avance et il…

Flora n'entend pas la fin de la phrase, couverte par les aboiements de Stracciatella, qui s'est élancée vers la remorque en s'époumonant. Elle court en cercles, file vers la grange, revient vers sa maîtresse… Pas moyen de la calmer !

– J'espère que votre chien n'a pas attrapé la *toxomachintruc*, commente M. Godard en secouant la tête.

– Viens ici ! s'écrie Flora. Qu'est-ce que tu as ? Ici !

L'autorité de la fillette se révèle inefficace. À chaque fois qu'elle essaie de saisir la chienne par le collier, celle-ci s'échappe et repart vers la remorque, qui s'ouvre brusquement. Le tumulte a alerté l'occupant, qui apparaît dans l'encadrement de la porte.

L'obscurité ne permet pas de distinguer les traits de son visage, mais le son de sa voix est net et clair.

– Eh bien, je crois que j'ai donné faim à votre chien, avec mon lard grillé, s'exclame-t-il. Il vaut mieux que je ferme ma fenêtre, pour ne plus le faire languir. Il se calmera peut-être…

M. Weber lui répond d'un ton amical :

– Ne prenez pas cette peine, nous allions nous en aller. Pardon de vous avoir dérangé. Stracciatella, ça suffit maintenant ! Veux-tu venir ici !

Devant la fermeté de cette réprimande, la chienne revient en trottinant, la tête basse.

Le campeur rit.

– Pas de problème ! Laissez donc ! J'aime beaucoup les chiens. Le vôtre a l'air adorable. La prochaine fois, je le laisserai volontiers entrer et grignoter un bout avec moi. Sur ce, je vous souhaite une bonne soirée.

L'homme leur adresse un geste de politesse et disparaît à l'intérieur. La porte claque derrière lui.

Flora est abasourdie. Bien sûr, Stracciatella est une morfale, comme tous les chiens, mais qu'elle fasse ce cinéma juste pour du lard grillé, voilà qui est bizarre ! Surtout qu'elle n'est pas habituée à en manger ! Il ne faut donner de viande de porc crue ou fumée ni aux chien ni aux chats, car elle peut leur transmettre la maladie d'Aujeszky. Le père de la fillette le lui a souvent répété : si un animal est atteint de cette maladie, même lui est impuissant à le sauver.

– Puisque Stracciatella raffole des grillades, on pourra lui faire frire un morceau de poulet à la poêle. Peut-être que ça nous évitera de tels élans à l'avenir…

En prononçant ces mots, le Dr. Weber met le contact et démarre la voiture.

Sur les genoux de sa maîtresse, la petite chienne a l'air triste.

Quand ils repassent devant la ferme des Lefort, les oies ont disparu et la lune inonde les enclos de sa lumière argentée. Flora prend le temps de réfléchir aux événements : l'histoire du bébé cochon, l'agitation de Stracciatella. Les mystérieuses disparitions de chats lui reviennent en tête. L'inquiétude qu'elle éprouve est si intense qu'elle en devient oppressante.

– Papa, je peux te poser une question ?

– Si tu veux me demander de prendre le porcelet à la maison, c'est toujours non !

Étienne Weber passe la vitesse supérieure. Sa fille le connaît assez pour savoir qu'il ne faut pas insister sur le sujet. Elle a déjà imaginé un plan qui lui permettra de se passer de l'aide de son père pour sauver le petit porc.

– Non, c'est à propos de Minka. Elle n'est toujours pas revenue. Sur la route du lac, on est tombés sur deux annonces de gens qui avaient perdu leur chat. Et Léo n'est pas rentré depuis plusieurs jours. Il est sans doute arrivé quelque chose, j'ai un mauvais pressentiment. Max et Coline pensent comme moi.

Le vétérinaire s'apprête à répondre quelque chose, quand une ombre surgit dans la lumière des phares. Les freins crissent, les pneus patinent, la voiture dérape, et le moteur s'éteint dans une sorte de hoquet.

Si, dans la panique, Flora ne s'était pas agrippée à son chien, Stracciatella aurait pu valser à travers l'habitacle. Il s'en est fallu d'un cheveu !

– Bon sang, on n'est pas passés loin de la catastrophe ! gémit le vétérinaire en s'épongeant le front avec sa manche. Un renard ! Un peu plus, et j'aurais écrasé ce malheureux.

Il se retourne vers sa fille avec un air soucieux.

– Tout va bien, de votre côté ?

Flora hoche la tête, mais elle tremble encore de tous ses membres quand son père remet le moteur en marche.

– Dès demain, j'installe une grille entre l'arrière de la voiture et le coffre. Tu as vu comme c'est dangereux ! Si j'avais roulé plus vite, tu n'aurais pas pu retenir Stracciatella et elle serait passée à travers le pare-brise. Désolé, ma vieille, je sais que ça ne te plaira pas : désormais tu voyageras dans le coffre !

Flora frissonne à l'idée qu'il aurait pu arriver malheur à Stracciatella. Comme Coline doit souffrir de ne pas savoir où est Léo !

La voiture continue à rouler dans la nuit. Il se passe une longue minute avant que le Dr Weber reprenne enfin la conversation, là où ils l'avaient laissée.

– Ma puce, vous faites des montagnes de pas grand-chose. Je suis sûr que les chats sont en pleine forme. On est au mois d'août, il fait très chaud, les gens laissent les portes et les fenêtres grandes ouvertes : belle occasion de se faufiler et chaparder un peu de nourriture à droite, à gauche. Les chats se font parfois enfermer comme ça. Pendant les vacances, beaucoup de gens confient leurs animaux à un voisin, qui ne se rend pas compte qu'il y en a un qui n'appartient pas à la maison. Non, vraiment, vous sous-estimez la débrouillardise de ces galopins !

Le père de Flora gare la voiture devant la clinique et coupe le contact.

– Mais autant à la fois…, insiste la fillette. Tu ne trouves pas ça anormal ?

– Non, pas du tout. Tu vas voir, Mme Laforge va téléphoner pour nous annoncer que son siamois est de retour. Et tu connais Léo : c'est un vagabond. Il a sans doute rencontré une femelle. Les Lefort auraient dû le faire stériliser depuis longtemps, il serait plus tranquille et perdrait l'envie de vadrouiller. Je t'assure que tu n'as aucune raison de te tracasser.

Il verrouille les portières, et tous deux rentrent à la maison. Flora considère son père comme un modèle, il est le meilleur ! Elle n'a jamais remis en cause son jugement, ni ses conseils, seulement, là, une voix intérieure lui susurre qu'il se trompe.

7

Une diva à la clinique

Le jour suivant, ni Minka ni Léo ne reparaissent. Au contraire. Lorsque, à l'heure du déjeuner, le Dr Weber rentre chez lui, après avoir rendu visite à M. Godard, il apporte une mauvaise nouvelle : Carotte vient à son tour de disparaître !

Malgré cela, le père de Flora demeure très serein. Pendant le repas, il explique à sa fille :

– Le matou est mécontent de ne plus avoir le droit de dormir au milieu des cochons. Il boude. Tu connais les chats !

Il se sert de la salade.

– Si quelque chose ne leur plaît pas, ils savent le faire comprendre.

Flora n'a pas faim et se contente de picorer. La disparition de Carotte confirme ses craintes.

– Tu te souviens du chat de Mme Agnel ? continue Étienne Weber, hilare. Il s'était mis à uriner dans son lit. Elle s'est imaginé qu'il était malade et est venue me consulter. Pourtant il était en parfaite santé ! Son comportement n'était qu'une façon de manifester sa contrariété, parce que sa maîtresse venait de trouver un nouveau travail et n'avait plus autant de temps à lui consacrer. Il s'est senti abandonné et s'est vengé. Typique ! Allons, ma puce, tu vois bien que tu ne dois pas te mettre martel en tête. En tout cas, tu peux être soulagée, les porcelets vont mieux. Seul l'état du plus petit me préoccupe encore, il est vraiment trop chétif. Heureusement, je l'ai enfin vu téter sa maman.

Flora pose ses couverts dans son assiette. Elle vient de perdre le peu d'appétit qui lui restait. À bout d'arguments, elle se tait. Ne pas être crue la rend à la fois triste et furieuse, et s'ajoutent à cela ses inquiétudes au sujet du bébé cochon…

Isabelle Weber passe la main dans les cheveux de sa fille.

– Tu cales déjà, ma grande ? Tu as à peine touché à ton assiette ! Ton père a raison, tu t'en fais pour rien. Il connaît les animaux et sait de quoi il parle. S'il te plaît, ne sois pas triste.

Flora repousse son assiette et demande à quitter la table. Elle éprouve une sensation d'étouffement et a besoin de prendre une grande bouffée d'air à l'extérieur. Il n'y a que Michaël Hubert qui puisse lui venir en aide.

Il vient de sortir un magnifique étalon, dont il bande les sabots. Ce cheval de compétition s'est blessé en heurtant un obstacle, lors d'un concours international. Un peu de repos à la clinique lui permettra de se requinquer.

Michaël est si concentré sur sa tâche qu'il n'entend pas la fillette approcher et sursaute lorsque Stracciatella vient poser le museau sur sa cuisse.

– Dis donc, chipie, tu as failli me faire tomber, s'écrie-t-il.

L'employé de la clinique se redresse et se met à étriller le cheval. Peu à peu, la robe noire de l'animal devient soyeuse et luisante au soleil.

– Alors, Flora, que se passe-t-il ? Tu as ta mine des mauvais jours. Qu'est-ce qui te tracasse ?

Flora s'assoit sur une botte de foin, sans répondre.

– Tu sais qui est venu à la clinique ce matin ? interroge Michaël. Tu ne devineras jamais… Ta prof de maths ! J'ai cru qu'elle était là parce que sa meilleure élève lui manquait pendant les vacances. Mais non, elle voulait accrocher une annonce sur le panneau de la salle d'attente. Son chat Luis a disparu depuis deux jours. Telle que je connais ta chère « Madame Calculette », elle a dû l'enfermer par mégarde dans un placard.

Avec cette histoire il cherche à lui tirer un sourire ; il ne se doute pas qu'il est en train d'obtenir le résultat inverse.

– Et de six ! murmure la fillette.

Son visage est aussi pâle qu'un linge.

– Six quoi ? interroge l'employé, en lui jetant un regard soucieux. Tout va bien ?

Il interrompt son travail et va s'asseoir à côté de sa petite protégée. Il lui pose le bras sur les épaules.

– Dis-moi ce qui te rend aussi maussade !

– Six chats ! Six chats... qui ont disparu !

Flora raconte à son ami les derniers événements. Il écoute, l'attention fixée sur sa brosse à crins, dont il enlève machinalement quelques poils.

– Je dois avouer que ça paraît étrange, marmonne-t-il. Qu'en dit ton papa ?

L'espoir de Flora d'être prise au sérieux par Michaël fond alors comme neige au soleil. Elle sait combien l'opinion de son père a de valeur pour lui. L'espace d'un instant, elle envisage de ne pas dire la vérité, mais, tôt ou tard, les deux hommes se parleront, alors elle admet :

– Il pense qu'on ne doit pas s'inquiéter !

Elle lève des yeux suppliants vers Michaël, qui se relève et reprend le brossage de l'étalon.

– Désolé, je crois qu'il n'a pas tort. De nous tous, c'est lui le plus grand spécialiste, non ? On peut se fier à son avis. Ne te torture pas, je suis persuadé que les chats se portent à merveille !

« C'est facile de répéter : "Ne te fais pas de souci, ne t'inquiète pas" ! » enrage Flora.

Décidément, les grandes personnes n'ont rien d'autre à donner que des mots ! Pourtant, ce qu'elle veut, elle, c'est découvrir ce que sont devenus les disparus. Il faut absolument qu'elle élabore un plan pour ramener les chats à leurs propriétaires, quel que soit l'endroit où ils sont cachés !

Dans de tels moments, ce n'est pas simple d'être une enfant. Si elle était adulte, on aurait certainement accordé plus de poids à son point de vue.

Déçue, elle se prépare à reprendre le chemin de la maison, quand le chat roux traverse la cour. Le bel animal se pavane, indifférent à ce qui l'entoure, puis il s'arrête près du cheval et entreprend de se toiletter.

Stracciatella, très enthousiaste, accueille le nouvel arrivant par un grand coup de langue sur le haut de son adorable tête. Mais quelle idée ! Avant d'avoir eu le temps de comprendre, la chienne se retrouve avec une balafre sur la truffe. Les griffes du félin sont acérées. Surprise, la chienne s'assoit et passe une patte sur son museau endolori.

– Oh, ma pauvre. Je suis vraiment désolé, s'excuse Michaël, j'aurais dû te mettre en garde contre notre diva. Je peux tout de même faire les présentations ? Son Altesse Royale Melba ! Elle est un peu sauvage et, malheureusement, pas très amicale avec les chiens. Déjà ce matin, dans la salle d'attente, cette boule de poils haute comme trois pommes a fichu une raclée à un bouledogue. Depuis, elle n'a plus le droit d'entrer dans le cabinet. On n'a pas besoin de bagarres, ton père a assez de travail.

Melba pose ses grands yeux ronds sur Flora. Son regard couleur d'ambre est fier, un peu hautain. La fillette, occupée à consoler Stracciatella, examine l'égratignure.

– Pas grave ! Juste une griffure, ça va cicatriser très vite. Ne te laisse pas faire comme ça ; cette chipie ne va pas t'impressionner, hein ?!

Malgré ces paroles encourageantes, la chienne se réfugie derrière sa maîtresse. Elle ne lâche pas du regard ce diable roux. On dirait qu'elle est en présence d'un tigre du Bengale !

– Méchante Melba, gronde Michaël, tu ne peux pas te conduire comme ça avec Stracciatella ! Ici, c'est sa maison, et toi tu es une invitée, alors tiens-toi bien !

Mais la chatte l'ignore, elle s'étire voluptueusement, puis bombe le torse, comme si elle était la propriétaire des lieux.

– Tu vois, Flora, pourquoi on dit que les chiens sont fidèles et les chats, indépendants !

Il éclate de rire.

– On ne peut pas dresser les chats comme les chiens. Quand on les appelle, ils ne se déplacent que s'ils l'ont décidé, et ils nous mènent par le bout du nez. C'est pour ça que je les adore. Est-ce qu'elle n'est pas superbe, cette Melba ?

Au ton de sa voix, on devine l'affection qu'il porte à la petite chatte rousse. L'a-t-elle ressentie, elle aussi ? La voici qui accourt vers lui, comme montée sur ressorts, et vient se frotter sur le bas de son pantalon en ronronnant.

– Ma mignonne, murmure-t-il, tu vas rester un peu avec moi. Ton propriétaire ne s'est pas encore manifesté, mais avec Tonton Michaël, tu es entre de bonnes mains.

Puis il se tourne vers Flora :

– On a presque envie de la vouvoyer… C'est moi qui l'ai appelée Melba. C'est le nom d'une grande diva, tu le savais ?

La fillette secoue la tête. Elle n'en finit pas de s'étonner de la diversité qui existe dans la nature. Qu'il soit cheval, canari, hamster ou chat, chaque animal possède son propre caractère. Melba est capricieuse, Minka est plutôt casanière, réservée et câline, tandis que Léo est une sacrée tête de mule, un solitaire qui préfère partir en exploration. Ils sont si différents !

« Comme les hommes », pense Flora.

Seulement, si plusieurs êtres humains avaient disparu, on aurait déjà appelé la police. Tiens, en voilà une bonne idée : la police ! Oui ! Peut-être faut-il prévenir la police ?

8

Pas de preuves

Dans le bureau de son père, Flora s'est procuré un feutre noir et une feuille de papier, qu'elle emporte à l'igloo. Les enfants ont donné ce nom à leur cachette secrète, qui n'est évidemment pas constituée de blocs de glace. Comment cela serait-il possible avec cette canicule ? Non, il s'agit d'une haie, dont la forme ronde rappelle l'habitat des Esquimaux. Ses branches et sa verdure constituent un parfait abri contre la pluie ou le soleil. Personne ne connaît l'existence de ce refuge à peine visible, entouré de conifères et dissimulé par des buissons chargés de mûres. Situé près de l'étang et de la forêt, cet endroit est idéal pour organiser des réunions secrètes, loin des yeux et des oreilles des adultes.

Une vieille couverture est étendue sur le sol. La fillette déplie le papier avec soin. Après avoir trouvé un support solide, elle commence à écrire. Le soleil de l'après-midi se fraye un chemin jusqu'à l'intérieur et diffuse assez de lumière pour que Coline et Max puissent distinguer les jolies lettres que leur amie est en train de tracer. Ce sont les noms des chats disparus, suivis d'une courte description :

Minka : siamois, femelle – disparue depuis trois jours

Choco : chat persan, mâle – disparu depuis trois jours

Annabelle : chat des forêts norvégiennes, femelle – disparue depuis trois jours

Lorsque Flora ajoute « Léo » à la liste, Coline sursaute légèrement, mais s'efforce de ne pas laisser paraître son chagrin. Comme si elle le pouvait ! Ses amis savent bien quelle tristesse elle éprouve.

Léo : chat européen, mâle – disparu depuis deux jours

Carotte : chat européen, mâle – disparu depuis un jour

Luis : chat européen, mâle – disparu depuis deux jours

À la fin de la liste figurent également les noms d'Azalée et de Melba :

Azalée : chat angora, femelle – venue en consultation à la clinique à cause de blessures graves (pattes arrière déboîtées)

Melba : chat roux, femelle – arrivée chez nous avec des blessures (griffures bizarres sur le dos, poils arrachés)

Les enfants ont commencé par se tourner vers le père de Max, qui est gendarme.

Après son refus de les aider, ils ont décidé de se passer du soutien des adultes pour résoudre cette affaire. Quelle autre solution leur reste-t-il, de toute façon, puisque personne ne les croit ? Même la disparition de Léo n'inquiète pas les parents de Coline, qui ne voient aucune raison d'intervenir pour le retrouver.

Pourtant Flora espérait vraiment qu'Enzo Richet les aiderait. « Les animaux disparus ne concernent pas la gendarmerie, a-t-il dit. Ce ne sont pas des êtres humains. Et, dis-moi, après quoi devrions-nous courir, hein ? Une mystérieuse bête sauvage qui dévorerait les chats ? Un fantôme ? Un automobiliste imprudent qui les écrase ? Un psychopathe qui les empoisonne ? Ou alors des gens distraits qui enferment des chats dans leur garage quand ils partent en vacances ? S'il y a du vrai dans tout ça, il me faut au moins un début d'indice, un soupçon, une piste qu'on puisse suivre. Une preuve, quoi ! Je suis désolé, Max : avec si peu d'éléments, je ne peux pas intervenir. D'ailleurs, tu sais que ma brigade manque d'effectifs en ce moment. Deux de mes collègues sont en congés, et je me retrouve seul avec mon adjoint. On ne peut pas enquêter sur des chats fugueurs ! » Cela a mis fin à la discussion.

À l'extérieur de l'igloo, quelque part dans la forêt, le bois craque. Les trois amis, bien trop absorbés par leur mission, n'y prêtent pas attention. Ils lisent et relisent leur liste. Leurs cervelles sont en ébullition, à force de travailler. Stracciatella aussi se concentre, les yeux fixés sur la feuille de papier, comme si elle était capable de lire.

– Qu'est-ce que vous en dites ? marmonne Flora, son feutre au coin de la bouche.

– Les disparus..., remarque Coline, sans quitter la liste du regard. Ils sont tous très beaux ! Certains sont des chats de race.

– Ça a commencé il y a trois jours, ajoute Max, les sourcils froncés. Azalée, Melba... C'est sûr, ce n'est pas un hasard !

Stracciatella se gratte derrière l'oreille et lance un grand *Ouaf !* Vient-elle d'avoir une idée de génie ? Dommage que personne ne comprenne le langage des chiens !

Chacun des enfants scrute le visage de ses camarades, dans l'espoir d'y voir naître un début de plan, mais aucun n'a d'idée.

Le gargouillis de leurs estomacs, un début de mal de crâne et des paupières lourdes finissent par les convaincre qu'il est temps de faire une pause.

– On ne pourra pas avancer plus aujourd'hui, il vaut mieux continuer demain, dit Max.

Lentement, prudemment, il passe la tête par l'ouverture dans la haie et s'assure que personne n'est dans les parages.

– On peut y aller !

Tous trois sortent en rampant de la cachette. Ils se relèvent, frottent la terre et les brindilles de leurs vêtements et s'éloignent. Pour rentrer, toutefois, ils n'empruntent pas le sentier habituel ; ils coupent par les prés.

Sous leurs pieds, la végétation est gorgée de la chaleur de la journée. Les herbes chatouillent leurs mollets nus. Elles sont si hautes qu'on n'aperçoit plus que le bout de la queue de Stracciatella, qui oscille de façon comique au milieu de cet océan de verdure.

En chemin, Flora rassemble son courage. Elle avait d'abord voulu régler cette affaire seule, mais cela lui paraît maintenant absurde. Elle doit bien avouer qu'avec ses amis, elle se sent plus forte.

– Est-ce que tu crois qu'on pourrait dormir chez toi, Max et moi ? demande-t-elle soudain à Coline. Mes parents seront d'accord, à mon avis.

– Oui : pendant les vacances, j'ai le droit d'inviter des copains. Ce serait super !

Quelques canards sauvages barbotent dans l'eau calme d'une mare ; ils en sont bientôt chassés par Stracciatella qui se précipite vers eux en aboyant. Ils s'éloignent en cancanant. La petite chienne semble très fière de son tour.

– Génial ! se réjouit Flora. En fait, je vais aussi avoir besoin de votre aide pour une autre affaire. Il nous faudra des lampes de poche et des chaussures solides. Ce soir, on part en expédition… et on va peut-être devoir courir.

Max et Coline échangent un regard. Leur amie refuse d'en dire plus.

– Je vous expliquerai tout plus tard. On se retrouve chez Coline à six heures.

9

Le porcelet

Le soir s'est couché sur la propriété de Nicolas Godard. L'asphalte de la route est encore brûlant, et l'odeur âcre de la porcherie se mêle à celle du foin frais.

Les trois amis sont cachés derrière un tracteur couvert de boue séchée. Ils surveillent la ferme et ses bâtiments. Au loin, un renard glapit ; il défend ainsi son territoire. Mais, à part ce cri, tout est calme. Une fenêtre projette des reflets bleus sur une partie de la cour : à l'intérieur, une télévision doit être allumée. Le campeur est sans doute parti rendre visite à ses amis, car la remorque de chantier près de la grange semble vide, et le pick-up n'est pas là.

Stracciatella gigote dans les bras de Flora, qui, d'une main, l'empêche d'aboyer. Son attitude de la veille a montré qu'elle pouvait être parfois imprévisible ; il faut à tout prix éviter qu'elle ne les trahisse en se mettant à aboyer.

– Je crois qu'on peut y aller, murmure Max.

Ils sortent de leur planque et courent à la suivante, un arbre dont les branches fines s'élancent vers le ciel. Tels des voleurs, les enfants se faufilent vers l'entrée de la porcherie. Ils s'appuient de toutes leurs forces sur la porte et parviennent à l'ouvrir, bien que celle-ci soit particulièrement lourde. Et si le verrou avait été tiré ? Flora préfère ne pas y penser.

Mais, à l'instant où ils se croient en sécurité, un bruit les fait sursauter. Un frisson parcourt leurs colonnes vertébrales. Ce grincement cruel provient des gonds qui pivotent. Effrayés, les trois amis jettent un coup d'œil vers la maison. Ce son strident a-t-il révélé leur présence ? Ils s'immobilisent, retiennent leur souffle. Ce n'est qu'au bout de quelques secondes, en constatant que rien ne bouge, qu'ils se glissent enfin à l'intérieur de la porcherie. Ils referment derrière eux, avec précaution.

Il fait chaud, tout est paisible. Les animaux semblent presque tous assoupis. Les enfants perçoivent parfois un grognement de satisfaction. Les lampes chauffantes plongent les corps des porcs dans une ambiance rouge, qui rappelle les spots d'une salle de concert.

– Ici, dans le quatrième box, susurre Flora, en y pénétrant.

La truie ouvre des yeux étonnés, tandis que les porcelets continuent à ronfler tranquillement.

La fillette ouvre son sac à dos et en tire un biberon de lait tiède.

– Vous voyez le petit, là-bas ? C'est le mien !

Sous le regard confiant de la maman, elle saisit le bébé et le berce doucement. Quand elle approche enfin la tétine de son groin, il commence à boire goulûment.

Devant ce solide appétit, les enfants sourient. Il ne faut pas longtemps pour que le biberon soit vidé jusqu'à la dernière goutte. Le porcelet en réclame davantage en frottant sa tête contre Flora. Elle fouille dans son sac, ce qui finit par réveiller le reste de la porcherie.

À cet instant, la porte s'ouvre dans un grand fracas. Surpris, les amis s'accroupissent et se dissimulent au milieu des petites bêtes roses.

– Eh bien, ça va, les cochons ? questionne Nicolas Godard.

Puis il se met à balayer le béton de l'allée, en bredouillant quelques mots dans sa moustache.

Le balai va et vient, et progresse vers l'endroit où les enfants sont cachés. Les touffes de poils et les copeaux de bois forment un nuage épais qui danse dans les airs. L'éleveur approche, mètre après mètre. Il lance de temps en temps un regard vers ses animaux, entre parfois dans un enclos, les examine et leur parle.

Ce n'est qu'une question de minutes avant qu'il ne découvre les intrus. Il risque d'être très en colère et de les renvoyer aussitôt chez eux. Il leur interdira sans doute de revenir. Et le porcelet sera perdu !

Les secondes s'écoulent au compte-gouttes et paraissent durer des heures. Flora se demande pourquoi les bons moments passent si vite, alors que les mauvais s'étirent en longueur et semblent ne jamais devoir s'achever.

La fillette tente d'imaginer une excuse qu'elle pourra fournir à M. Godard. Elle se ronge les ongles et ose à peine reprendre son souffle. Le *frout, frout !* du balai poursuit son impitoyable avancée. Les petites filles sont tétanisées, Max est recroquevillé, le menton entre les genoux. Ils attendent.

Soudain, tout se précipite. La poussière vient chatouiller les narines du garçon, qui essaie de se retenir… Rien à faire : il éternue !

Un bref silence précède le claquement du manche du balai sur le sol, puis un bruit de pas et le couinement des gonds du portillon. Les enfants lèvent la tête et lisent l'effarement sur le visage de l'éleveur.

Flora ferme les paupières, dans l'espoir de devenir invisible. Elle a remarqué que Léo utilisait cette tactique lorsqu'il avait volé un morceau de viande sur la table et qu'il avait filé se blottir dans son panier : il restait les yeux clos, espérant échapper ainsi à la punition. Malheureusement, la fillette n'est pas un chat et elle ne pourra pas fuir indéfiniment sa responsabilité. Elle rouvre les yeux. Quelle surprise de voir un sourire se dessiner sur les lèvres de l'agriculteur !

– Mon Dieu, Flora, il ne faut pas flanquer une pareille frousse à un vieil homme comme moi ! Je me suis imaginé qu'un voleur s'était faufilé dans la porcherie.

Soulagé, il se laisse tomber sur une botte de foin, passe son mouchoir sur son front et en essuie la sueur.

– J'aurais dû savoir que tu n'abandonnerais pas si facilement, poursuit-il. Mais ça n'était pas la peine de vous glisser en secret dans l'enclos, à une heure où vous devriez être couchés !

Un peu honteux, les trois coupables n'osent pas ouvrir la bouche. Flora est cependant tranquillisée par l'expression qu'elle lit sur le visage de M. Godard. Il a l'air touché par leur initiative.

– Je dois l'avouer, ajoute-t-il, je suis content que vous ayez décidé de m'aider. Moi non plus, je n'ai pas envie de le voir mourir, ce petit. Je ne vais pas vous mentir, mes animaux sont destinés à finir un jour dans votre assiette, mais cela ne veut pas dire qu'ils n'ont pas le droit à une belle vie. Je travaille beaucoup pour leur apporter du confort et du bien-être. Il faut voir comme ils aiment gambader dans la prairie. Surtout quand il a plu ! Vous savez, le métier de fermier, ce n'est pas de tout repos. La concurrence est rude ; il faut se tuer à la tâche, si on veut gagner sa croûte. J'ai tellement de pression que je n'arrive pas à dormir, alors je me lève et je viens m'occuper de mes bêtes.

Flora s'apprête à lui faire une proposition, mais il demande :

– Est-ce que ton père sait que tu es ici ?

Sans attendre sa réponse, il reprend :

– Non, bien sûr !

Il se gratte la tête et réfléchit.

Le porcelet grogne de plus en plus fort, il a faim.

– Allez, donne-lui donc à manger !

La fillette tend un deuxième biberon au bébé cochon, qui se jette dessus et tète goulûment.

– Vous savez quoi, les enfants ? Cette histoire sera notre secret. Vous pouvez vous occuper de lui, et je vous promets de ne rien raconter à vos parents. À une condition ! Plus question de vous voir ici en pleine nuit. Vous pouvez venir à toute heure de la journée, mais la nuit est faite pour dormir.

Les trois amis échangent un regard, ils sont au comble de la joie.

– Nicolas, vous êtes super ! s'écrie Flora.

Elle lui saute au cou.

– Doucement, ma belle, tu m'étouffes ! Bon, si ce glouton a terminé, je vous raccompagne chez vous. Je ne vais pas vous laisser rentrer seuls dans le noir.

Au moment où ils sortent de la porcherie, ils aperçoivent les phares du pick-up qui s'éteignent. Le campeur en descend et ne paraît pas les remarquer. Stracciatella s'apprête à aboyer, mais sa maîtresse l'en empêche. Dans la pénombre, Flora aperçoit à peine le visage de l'homme ; elle constate juste qu'il a un sac sur le dos. Elle a même l'impression que le sac remue… Aurait-elle la berlue ? L'homme disparaît à l'intérieur de la remorque, elle n'a pas le temps de vérifier.

– En voiture, les enfants, il est tard ! Il faut y aller.

Le moteur tousse un peu, la voiture démarre et quitte la ferme. Le trajet n'est pas long.

– Je vais vous laisser à quelques mètres de la maison de Coline, pour ne pas réveiller ses parents. À demain ! Le porcelet vous attendra, vous pouvez en être sûrs. Pas besoin d'apporter du lait, je vous montrerai l'endroit où je le stocke. Il ne vous restera plus qu'à préparer le biberon.

Les enfants descendent du véhicule. Avant de refermer la portière, Flora se tourne vers l'éleveur et demande :

– Nicolas… le campeur, il est là depuis combien de temps ?

– Trois jours. Pourquoi ?

10

Sur la piste des chats

Par la fenêtre, la nuit laisse apparaître la silhouette des peupliers qui se balancent au vent. Le frémissement de leur feuillage imite le murmure de la mer sur une plage. Pour les enfants, il est plus que temps de s'endormir, mais ils n'y parviennent pas. Les trois amis se sont enroulés dans leurs draps et examinent une fois encore la liste des chats disparus.

Le calme règne sur la ferme. Dans la maison, le vieux parquet en bois craque et se plaint, comme s'il était vivant. Les parents de Coline ne se sont rendu compte de rien, ni de l'escapade à la porcherie, ni du conciliabule qui a lieu dans la chambre de leur fille.

– Tu es sûre ? demande Max. Nicolas a dit *depuis trois jours* ?

Flora approuve de la tête, puis se coupe un carré de chocolat dans une tablette que Coline a tirée de sa réserve de secours, dans le tiroir de sa table de chevet. En effet, l'occasion est particulière : les enfants sont enfin sur une piste ! Ils en sont tout excités.

Max griffonne quelques annotations sur la liste ; les filles ont du mal à lire son écriture en pattes de mouche. Il trace maintenant un grand point d'interrogation à côté du nom de Melba. Ça, au moins, elles peuvent le déchiffrer.

– J'y suis… j'y suis presque…, murmure le garçon, qui ne quitte pas la feuille des yeux.

Stracciatella ne participe pas à cette séance de réflexion, elle préfère rester concentrée sur le chocolat. Avec un peu d'adresse et de chance, peut-être en dégotera-t-elle un morceau ? Elle s'avance vers l'objet de sa convoitise, au ralenti, millimètre par millimètre, dans l'espoir de ne pas être surprise dans son opération de chapardage. Alors qu'elle va atteindre son but, elle est rattrapée par le collier.

– Non ! Je t'ai déjà expliqué que les chiens ne mangent pas de chocolat.

Cette réprimande de Flora ne dissuade pas l'animal, car, dès que la fillette se retourne, Stracciatella reprend sa tactique d'approche.

– Non, non et non ! Tu ne te souviens pas de ce qui est arrivé à Pablo ?

Cette fois-ci, la chienne paraît saisir. Elle se recule. Déçue, elle se roule en boule sur le matelas de sa maîtresse et pousse un soupir.

Pablo est un habitué de la clinique, un irrésistible teckel, vif et très gourmand. Ce défaut a failli lui être fatal, le 24 décembre dernier. Pendant que ses maîtres étaient occupés ailleurs, il a découvert un père Noël en chocolat sous le sapin et l'a entièrement dévoré. À la suite de ce festin, il s'est trouvé mal. Heureusement, le père de Flora lui a administré un vomitif, et cela lui a sauvé la vie, mais il s'en est fallu de peu. Le chocolat contient de la caféine et de la théobromine, deux composants nocifs pour les chiens qui, à haute dose, peuvent les empoisonner. Bien sûr, dans le chocolat, il y en a très peu, mais mieux vaut se méfier.

La trotteuse du réveil sur la table de nuit de Coline poursuit son infatigable course. Habituellement, les enfants ne sont pas très résistants, pourtant Max s'obstine à vouloir comprendre tous les éléments de ce casse-tête. Il veut être certain de sa théorie avant de l'exposer à ses amies. Flora ne sait pas ce qui lui est le plus pénible : son impatience à résoudre l'affaire ou ses bâillements incessants.

Mais soudain la situation s'éclaircit. La solution semble s'imposer d'elle-même.

– Pourquoi on n'y a pas pensé plus tôt ?! s'exclame Max, en se frappant le front.

Curieuse, Coline en oublie le carré de chocolat qu'elle vient de détacher et qui se met à fondre entre ses doigts. Flora se rapproche, afin de ne rien louper.

– Ça fait trois jours que le campeur s'est installé près de la grange de Nicolas et trois jours que les chats de la région disparaissent, récapitule-t-elle. Il y a un lien, j'en suis sûre ! Mais lequel ?

Par cette question, elle encourage son ami à leur révéler enfin le fruit de ses réflexions.

– Le campeur n'est pas ici pour les vacances, déclare-t-il, ni pour rendre visite à des proches ! C'est un prétexte ! Il est là pour capturer des chats.

Les fillettes le dévisagent avec des yeux écarquillés.

– On a affaire à un kidnappeur d'animaux, affirme-t-il.

– Un kidnappeur ? répète Coline, blême.

Max opine de la tête. Sa mine est grave. Il montre la liste.

– Tout s'emboîte parfaitement, comme un puzzle.

– Le sac ! s'écrie Flora.

Coline fronce les sourcils et pose un doigt sur ses lèvres. Ses parents dorment, et il ne faut pas les réveiller.

– Le sac qui gigotait, poursuit la fillette en baissant la voix. Je ne m'étais pas trompée. Il y avait un chat à l'intérieur.

– Exact, mais il faut prendre les choses dans l'ordre. D'abord Azalée…

Max souligne son nom sur la feuille.

– Tout a commencé avec elle. Ses pattes arrière déboîtées. Pas une égratignure, pas de blessure. Ton père disait que ça ne pouvait pas être dû à un accident, ni à une bagarre avec un animal. Et il avait raison ! Le coupable était un homme. Il a attrapé Azalée par les pattes, elle a paniqué et a voulu lui échapper.

Flora est pensive. Elle bredouille :

– Elle… s'est débattue.

– Et voilà comment elle s'est déboîté les pattes arrière. Azalée a été la première victime de ce sale bonhomme. Heureusement, elle est parvenue à se libérer, même si ça lui a causé de grandes douleurs. Et les autres, comme elle, sont tous des chats de race ou très beaux. Ça ne doit pas être très difficile de les revendre à une animalerie… ou même à un laboratoire.

Les enfants sont bouleversés. Un voleur de chats dans la région ? Un homme qui se faufile dans les jardins et sillonne les rues en quête de victimes. Quelle terrible pensée ! Pourtant la théorie de Max est crédible.

Peut-être le garçon suivra-t-il l'exemple de son père et deviendra-t-il gendarme, songe Flora. Ou bien détective privé. Il est très doué pour résoudre les énigmes

– Et le comportement de Stracciatella ! lance-t-elle soudain.

Coline lui pose une main devant la bouche.

– Chut ! Tu vas réveiller mes parents.

– Oups, désolé ! Vous vous souvenez, je vous en ai parlé... Chez Nicolas... quand Stracciatella s'est précipitée vers la remorque en aboyant ! Elle voulait me prévenir, et je n'ai pas compris.

La petite chienne jette à Flora un regard lourd de reproche. La fillette a un peu honte de s'être conduite à son égard comme ses parents le font parfois avec elle. Elle est bien placée pour savoir qu'on se sent triste quand personne ne nous fait confiance.

– Je trouvais ça bizarre, aussi, qu'elle fasse ce cinéma à cause d'un bout de lard grillé. Le campeur nous a raconté ça parce qu'il ne voulait pas qu'on mette le nez dans ses affaires, alors que Stracciatella avait flairé l'odeur des chats.

Elle pose un baiser sur le museau de sa compagne à quatre pattes.

– Mais, intervient Coline, tu n'as pas raconté qu'il avait été très gentil ?

– *Trop* gentil, c'est une stratégie, commente Max. Et Nicolas est tombé dans le piège. Ce bandit a trompé tout le monde. Même le père de Flora.

La petite fille tire son drap un peu plus haut et frissonne.

– Enlever des chats pour les revendre, s'énerve-t-elle, et prétendre qu'on aime les chiens, quel culot !

D'une voix hésitante, Coline interroge :

– À votre avis, ils sont où, les chats ? Vous pensez qu'il les a déjà envoyés aux animaleries ou aux laboratoires ?

Elle ne peut pas dissimuler un léger tremblement. Léo lui manque, et elle s'inquiète à son sujet.

Max pose son stylo et roule la feuille de papier, puis répond :

– Non, je ne crois pas. Il doit les avoir cachés, en attendant d'en avoir rassemblé assez pour sa prochaine livraison. Demain, on va aller enquêter du côté de sa remorque, il faut l'examiner de près.

Coline joue avec l'aluminium qui enveloppait le chocolat, pour s'occuper les doigts.

– Il nous reste deux mystères à éclaircir : premièrement, d'où vient Melba ? Et deuxièmement, qui lui a fait ces étranges blessures ?

Max, épuisé, se laisse tomber sur son matelas et admet :

– Je n'en ai aucune idée. On finira par le savoir, mais pas aujourd'hui. Faut pas m'en vouloir, j'ai besoin de dormir. Bonne nuit.

Il remonte le drap sur lui et ferme les paupières. Flora et Coline l'imitent aussitôt. Les enfants auront besoin de toutes leurs capacités s'ils veulent mener leur enquête à bien.

Stracciatella s'allonge contre sa maîtresse et pose le museau au creux de son épaule. Quelques secondes plus tard, la petite bande est partie au pays des rêves.

11

Les indices s'accumulent

Flora s'agrippe au rebord de la fenêtre pour voir à l'intérieur de la remorque de chantier. C'est plus grand qu'elle ne l'imaginait. Par endroits, la peinture bleue s'écaille. Eh, que se passe-t-il ?! Les parois se déforment et se déplacent. Non, elle n'a pas la berlue, la remorque grandit. Les vitres se mettent à enfler. On dirait des bulles de chewing-gum qui menacent d'éclater.

Pendant un court instant, la fillette croit apercevoir Minka qui danse la valse avec Léo et des oies. Quand elle tambourine au carreau en appelant les chats par leurs noms, ils disparaissent comme par magie.

Bouleversée, elle veut lâcher le rebord de la fenêtre et remettre pied à terre, mais au-dessous d'elle l'herbe a laissé place au… ciel ! La remorque flotte dans les airs. Flora a le vertige, tout tourne autour d'elle. Elle s'accroche, elle risque de tomber. Ses bras lui font horriblement mal.

Le kidnappeur, assis sur le toit, la regarde avec un sourire moqueur. D'une main, il tient des rênes, et de l'autre, un fouet. Une douzaine de cochons sont attelés à la remorque.

– Plus vite, mes porcinets, je dois arriver au plus vite au labo ! crie-t-il.

Flora s'aperçoit que les animaux portent sur le dos des ailes de papier argenté, dans le genre de celui qui enveloppe les tablettes de chocolat. Elles battent en émettant un léger bruit de froissement.

Le plus petit des porcs tente de se libérer, il est aussitôt ramené dans le rang. Il gémit, se dresse sur ses pattes arrière et trace sur le bleu du ciel le nom des chats disparus en majuscules blanches. Le long de ses paupières perlent des larmes qui finissent par tomber en grosses gouttes.

Flora hurle :

– Où avez-vous caché les chats ? Et dites à vos cochons de nous ramener sur terre !

Mais le kidnappeur éclate d'un rire méchant et fouette son drôle d'attelage, qui se cabre en grognant. Le cliquetis des harnais est assourdissant. Sur les genoux du vilain bonhomme, Pablo est assis et paraît satisfait. Ses oreilles de teckel flottent au vent.

– Pablo, non ! s'égosille la fillette. Ne les mange pas, ou tu mourras !

Mais il ne l'entend pas. Tout à coup, la remorque perd de l'altitude. Elle entame un virage à gauche, juste au-dessus de la ferme de Nicolas, et les cochons, à cause de leurs ventres ronds, ne parviennent pas à garder leur cap. Au sol, Stracciatella est assise en bas d'une montagne de chocolat. Elle met une patte devant ses yeux, pour résister à l'envie de la dévorer entièrement. L'éleveur de porcs, armé d'un balai, tente de se débarrasser de ce chocolat. Hélas, plus il s'y efforce, plus la montagne grossit.

– C'est trop, je n'y arrive pas, Flora, crie-t-il. Ça ne s'arrêtera jamais !

Elle veut répondre, mais la remorque s'est éloignée et poursuit sa chute. Flora panique.

– Eh, on tombe ! hurle-t-elle.

Mais le conducteur ne l'entend pas. Soudain, elle sent qu'on lui tapote l'épaule, et la voix de Max retentit au loin :

– Réveille-toi, Flora, réveille-toi.

Elle devine le visage rassurant de son ami.

– Tu as fait un cauchemar. Tout va bien.

La petite fille encore ensommeillée se frotte les paupières et se redresse. Stracciatella la réconforte en lui léchant les joues. Il lui faut pourtant quelques minutes avant de revenir à la réalité, une réalité qui, parfois, ressemble à un mauvais rêve.

Un peu plus tard, alors qu'elle regarde par la fenêtre de la remorque de chantier, cette fois-ci pour de vrai, son cauchemar occupe encore son esprit. Elle repense à Léo et Minka en train de danser la valse avec des oies. Quelle scène étrange ! C'est incroyable, ce que l'on peut vivre pendant nos heures de sommeil. Flora tente d'oublier ces images. Elle met une main en visière au-dessus de ses yeux, ce qui lui permet de mieux voir l'intérieur.

Dissimulée derrière un buisson d'azalées, Coline monte la garde. Max fait la courte échelle à Flora. Elle aperçoit la table de cuisine, mais pas de Minka, ni de Léo, ni d'oies. Une bouteille de bière, un sachet de chips éventré et un vieux paquet de cigarettes traînent au milieu de la vaisselle sale. La seule jolie chose dans ce capharnaüm est une rose… dans un verre rempli d'eau croupie.

« Pourquoi un homme qui enlève des animaux a-t-il besoin d'une rose ? » se demande Flora.

Près de la table, une chaise blanche attend tristement que l'on vienne s'y asseoir. Le coin cuisine n'est pas plus propre que le reste. Un peu plus loin, le lit est défait. Il n'y a pas trace du moindre chat.

Déçue, Flora veut faire signe à Max de la laisser redescendre, quand elle découvre qu'un grand sac blanc est suspendu de l'autre côté de la pièce. À travers la vitre couverte de crasse, il est difficile de le distinguer, mais la fillette devine ce qu'il contient.

– Des croquettes pour chats, annonce-t-elle à ses amis. C'est tout ce que j'ai pu voir.

Elle saute à terre.

– On a déjà une première preuve, déclare Max. S'il les nourrit, ça confirme qu'il les a cachés, en attendant de pouvoir les vendre. Bravo, Flora. Cherchons de nouveaux indices !

Stracciatella part aussitôt sur une piste. Elle contourne la remorque en reniflant partout. Son museau frémissant la mène devant la vieille grange à foin. Par un aboiement strident, elle invite les enfants à la suivre.

– Chut, arrête d'aboyer, ou tu vas nous faire repérer. Nicolas ne doit pas savoir qu'on est là.

La chienne se tait et s'assoit près de la grange. Le bâtiment est bancal, dans un tel état de délabrement qu'un seul coup de vent pourrait le jeter à terre. Flora s'étonne qu'elle tienne debout. Les trois détectives sont bien embêtés, car la grange n'a aucune fenêtre, et la porte est verrouillée. Comment savoir ce qu'elle dissimule ?

– Là ! Vous voyez ? s'écrie Max. Le cadenas est neuf !

En effet, il brille de mille feux sous le soleil.

– Et une preuve de plus ! Nicolas ne ferme pas sa porcherie à clé, alors pourquoi aurait-il besoin de mettre un cadenas sur une vieille grange qui ne lui sert à rien ? Ce n'est pas lui qui l'a mis là, mais le campeur ! À mon avis, il garde les chats ici.

Stracciatella donne soudain de grands coups de griffes sur le mur en bois, à quelques mètres de l'entrée. Flora se penche et aperçoit un trou à peine plus large qu'un poing. Elle réfléchit un instant, puis se relève.

– Et si Melba s'était fait ses blessures elle-même ? suggère-t-elle à ses amis.

Max et Coline échangent un coup d'œil perplexe. Leur réaction ne trouble pas la fillette. Au contraire, elle poursuit :

– Est-ce qu'un chat pourrait passer par ce trou ?

– Jamais de la vie ! estime Coline. C'est trop minuscule.

– Exact… pour un chat normal, comme Minka ou Léo ! Mais pour un tout petit ? Melba a peut-être réussi… Ça expliquerait les éraflures sur son dos, non ?

Flora s'accroupit et examine l'ouverture. Elle passe les doigts sur les bords arrachés des planches de bois et en retire une touffe de poils. Des poils roux, comme ceux de Melba !

12

L'appât

– Un sac de nourriture pour chats, un cadenas neuf, des poils roux : peut-être qu'avec toutes ces preuves, ton père aura assez d'éléments pour ouvrir une enquête et libérer les chats. Mais il nous faut d'autres indices solides, dit Flora à Max en ouvrant la porte des écuries.

À part un cheval champion de saut d'obstacles blessé à la jambe et un âne aveugle que le Dr Weber doit opérer dans la journée, les animaux sont dans la prairie. Avec une météo aussi favorable, Michaël Hubert a décidé de leur fait prendre l'air. D'ailleurs, c'est l'occasion de réparer la clôture, que le dernier orage a endommagée.

Le cheval hennit joyeusement en apercevant les enfants. Les naseaux frémissants, il examine Coline, en quête d'une carotte. Elle lui caresse la crinière et se tourne vers ses amis.

– Et s'il a déjà le nombre de chats qu'il veut ? gémit-elle. Il peut partir n'importe quand !

– Ne t'inquiète pas, réplique Flora. J'ai un plan ! On a besoin de Melba… Je ne sais pas où elle se promène, vous m'aidez à la chercher ? Normalement, elle n'est jamais très loin de Michaël.

En entendant le nom de Melba, Stracciatella sursaute, mais elle se met aussitôt sur sa piste.

– Qu'est-ce que tu mijotes ? interroge Max.

Il pénètre dans un box et jette un coup d'œil à l'intérieur.

– On va l'utiliser comme appât, explique Flora. Grâce à elle, on attirera le campeur dehors, et Stracciatella pourra monter en douce dans sa remorque pour récupérer des preuves. Hein, ma belle, tu y arriveras ?

En guise d'encouragement, la fillette lui donne une tape affectueuse. Elle devine la fierté que la chienne tire de la mission qu'on lui a confiée. Le torse bombé, le jeune Sherlock Holmes à quatre pattes se pavane, plus motivé que jamais pour trouver Melba. Il inspecte la paille fraîche des box et tous les recoins de l'écurie. Le museau en avant, le ventre presque au ras du sol, mètre après mètre, il quadrille l'espace. Ce remue-ménage soulève de la poussière, et la chienne ne peut retenir un éternuement. Puis elle repart.

Dans l'allée, Michaël a constitué un immense tas de fourrage qui servira à nourrir les bêtes ce soir. Stracciatella entreprend de l'examiner. Mais elle change soudain d'expression : en un éclair, une patte rousse a surgi du foin et lui a griffé la truffe ! La chienne pousse un jappement de surprise et de rage, et court se réfugier auprès de Flora en gémissant.

– Melba, tu es impossible ! gronde la fillette.

Elle attrape la bagarreuse par la peau du cou et la sort de sa cachette. Melba n'est pas impressionnée le moins du monde. Elle lève ses yeux couleur d'ambre et lance un regard des plus innocents, tout en ronronnant.

Flora tente de consoler sa chienne, encore tremblante :

– Stracciatella, je crois que cette chipie est décidée à t'en faire voir de toutes les couleurs. Si tu ne te défends pas, elle te mènera par le bout du nez ! Allez, ce n'est qu'une égratignure, ça va cicatriser ! J'ai besoin que tu sois en pleine forme, moi. Viens !

*

Le soleil se cache derrière le rideau d'arbres, et l'on devine que l'automne guette le moment où il pourra prendre la place de l'été. Pourtant, lorsque Max se dirige d'un pas décidé vers la porte de la remorque et frappe, ce n'est pas à cause de la fraîcheur du soir que Flora frissonne. Elle tremble comme une feuille, ce qui n'est pas très pratique, car elle tient dans ses bras une caisse, dans laquelle Melba est enfermée. Est-ce que le plan va fonctionner ?

On aperçoit la silhouette d'un homme à travers la vitre opaque. Une voix étonnamment aiguë retentit à l'intérieur.

– Oui ?

La porte s'entrebâille, et les trois amis aperçoivent l'intérieur de la remorque. La tête chauve du campeur, rougie par une trop longue exposition au soleil, apparaît. Son visage est parsemé de taches de rousseur. Ses petits yeux soulignés par deux poches lui donnent une mine de teckel ahuri et scrutent les intrus avec curiosité. Une cigarette suspendue à ses lèvres, l'homme répète sa question sur un ton maintenant beaucoup plus agressif.

– Oui ? Qu'est-ce que vous voulez ?

Flora se force à être aimable et lui présente la caisse.

– Excusez-nous de vous déranger, on voudrait savoir si cette chatte est à vous. Elle avait l'air perdue et on voudrait la rendre à son propriétaire.

Un grand sourire éclaire la face du type, et son intonation s'adoucit brusquement.

– Ah, qui voilà ! Quel soulagement ! Ma minette !

Ses yeux paraissent soudain virevolter comme des mouches autour de Melba. L'homme est si concentré sur sa victime qu'il ne remarque même pas que la cendre de sa cigarette vient de tomber sur son t-shirt. Il ne voit pas non plus qu'un chiot au pelage tacheté de noir et de blanc vient de se faufiler à pas de loup entre ses jambes.

– Ma jolie ! continue-t-il de jouer la comédie. Je t'ai cherchée partout. Les enfants, je n'ai pas de mots... Vous me l'avez retrouvée. Oh, merci !

Les volutes de fumée de sa cigarette le font pleurer et il fait comme s'il s'agissait de larmes de joie. Cette farce dégoûte Flora. Garder le sourire lui coûte bien des efforts ; elle ne parvient finalement qu'à esquisser une sorte de grimace.

« Quel menteur ! Je le déteste ! » pense-t-elle.

Mais elle doit passer outre ses sentiments, car il faut encore faire diversion jusqu'à ce que Stracciatella soit ressortie. Pourvu qu'il ne s'aperçoive toujours de rien !

Max s'avance.

– On est contents de vous avoir aidé, déclare-t-il. Vous savez comment elle a pu s'enfuir ?

Le kidnappeur fusille le garçon du regard. Il ne veut plus perdre de temps à discuter avec des enfants, mais il ravale son impatience et répond :

– Si je le savais ! D'habitude, elle vit avec moi dans la remorque et ne sort jamais. C'est une vraie petite casanière. N'est-ce pas, ma belle ?

Il se penche vers la caisse.

– Elle a dû avoir peur de quelque chose, poursuit-il, et s'échapper quand j'avais le dos tourné. Elle ne connaît pas la région.

Flora et Coline échangent un coup d'œil lourd de sens. Elles n'ont pas besoin de parler pour se comprendre : ce sale type ment comme un arracheur de dents ! Melba est une véritable boule d'énergie, tout sauf casanière. Et puis, si elle avait vraiment vécu là, on aurait vu une litière dans la remorque.

Max tape sur l'épaule de Flora et lui indique un buisson, derrière lequel Stracciatella vient de trouver refuge. Quelle joie ! Dans ce camouflage de verdure, il n'est pas facile de la distinguer, mais la fillette constate qu'elle tient un objet dans la gueule. Elle se sent soudain libérée d'un poids énorme : son plan a fonctionné, et sa chienne est maintenant en sécurité.

– On ne va pas vous déranger plus longtemps, dit-elle, je vais demander à mon père d'ausculter votre chat. Comme ça, vous pourrez être rassuré. Je vous le ramènerai ensuite.

Elle s'apprête à tourner les talons. Tout à coup, le campeur se précipite sur la caisse et la lui arrache des mains, sans qu'elle puisse réagir. Ça, elle ne l'avait pas prévu !

– Ah, je t'ai enfin, mon minou ! Tu ne m'échapperas plus. Vous pouvez y aller, ma protégée reste avec moi. Elle est en parfaite santé et n'a pas besoin d'être examinée.

Il tire Melba de la caisse, qu'il balance par terre, aux pieds des enfants. Ses gestes sont brutaux. La chatte se met à cracher. Soudain, la porte de la remorque claque, la serrure se referme : l'homme et l'animal viennent de disparaître à l'intérieur.

Flora est tétanisée par la peur. Dans sa tête, c'est le vide. Le sang bat dans ses oreilles. Les trois amis tambourinent contre le battant, jusqu'à se faire mal aux poings. Ils crient au campeur de rendre le chat. Ils protestent, ils supplient, ils essaient même la flatterie. En vain. À l'intérieur, plus personne ne répond.

13

Les héros du jour

– Qu'est-ce que vous avez fait de Melba ?

Michaël Hubert, horrifié, dévisage les enfants l'un après l'autre. On lit dans ses yeux l'espoir que leur récit ne soit qu'une sorte de poisson d'avril en plein mois d'août.

Honteux, les enfants se taisent. Alors il bégaie :

– V… vous n'êtes pas sérieux ?

Une ride se forme entre ses deux sourcils. Il est si bouleversé qu'il manque de tomber à la renverse et est obligé de s'asseoir sur un muret.

La température a chuté. La lune semble veiller sur la clinique. Des nappes de brouillard enveloppent les bâtiments, dont la silhouette paraît presque fantomatique.

Stracciatella observe Michaël avec tristesse ; elle lui pose une patte sur la cuisse, en guise de réconfort. Concentré sur son chagrin, il n'y prête pas attention.

Flora, malheureuse comme les pierres et le rouge aux joues, triture le bord de sa veste en jean.

– Je te demande pardon. Comme personne ne nous croyait, on a voulu agir par nous-mêmes. Melba devait nous servir d'appât. On avait besoin de preuves pour que le père de Max puisse intervenir, explique-t-elle d'une voix faible. Et Stracciatella a découvert une preuve !

Elle tend à Michaël un morceau de cuir vert garni d'étoiles argentées : le collier de Minka ! L'employé de la clinique reste sans réaction, à fixer le bout de ses bottes. La fillette regrette de lui avoir raconté toute l'histoire. Mais il fallait bien qu'elle lui dise ce qui est arrivé à Melba. Elle espérait tellement qu'il les aiderait aussitôt à libérer les chats !

Après de longues et pesantes minutes de silence, Michaël Hubert se lève enfin. Il lance aux enfants un regard étrangement vide, comme s'ils étaient devenus transparents. Puis il se dirige vers l'entrée de la clinique et, avant d'y pénétrer, il annonce :

– Bon, je vais essayer de convaincre le docteur de venir avec nous, et Enzo Richet aussi. Attendez-moi ici. Dieu merci, nous allons peut-être retrouver Minka et les autres chats grâce à vous.

Il referme derrière lui. Flora ne se souvient pas d'avoir vu Michaël aussi furieux. La perte de Melba le touche plus qu'elle ne l'aurait cru.

« Mais qu'est-ce que j'ai fait ?! » se reproche-t-elle.

Le temps semble s'être arrêté. Les trois amis tournent comme des lions en cage. À chaque fois qu'ils entendent un bruit à l'intérieur, qu'une lumière s'allume ou s'éteint, ils sursautent. Ils croisent les doigts pour que Michaël revienne avec une bonne nouvelle.

Que se passera-t-il s'il ne parvient pas à persuader le vétérinaire ? Et si le kidnappeur a déjà pris la poudre d'escampette ? Flora est si inquiète qu'elle en a le vertige.

Enfin, l'ampoule de la salle à manger s'allume. La fillette entend des pas rapides dans le vestibule, et la porte s'ouvre. Michaël adresse un coup d'œil furtif aux enfants en passant devant eux comme une flèche. Le cœur de Flora se soulève. Étienne Weber se précipite dehors, sans avoir fini d'enfiler son manteau. Il fait signe aux enfants de le suivre dans la voiture.

– Mettre Melba en danger, quelle bonne idée !… Allez, montez ! Enzo est en route pour la ferme des Godard.

Tous les trois échangent un clin d'œil satisfait : enfin, on veut bien les croire ! Pourvu qu'il ne soit pas trop tard…

Pendant le trajet, personne ne parle. Les enfants se tiennent par la main, cela leur permet de mieux supporter l'angoisse. Le visage de Michaël est fermé, son regard est comme perdu dans le brouillard. Même Stracciatella demeure silencieuse.

Quand ils arrivent à destination, la voiture de gendarmerie est garée devant la grange. L'éleveur et sa femme sont debout sur le pas de leur porte. Le père de Max, accompagné de son collègue, les interroge. L'éclairage de la cour permet à Flora de voir que la remorque de chantier est toujours à sa place. Elle pousse un soupir de soulagement.

Les enfants descendent de voiture et s'approchent.

– Non ?!… Un voleur d'animaux ! Et faut que ce soit chez nous ! se lamente Nicolas. Jamais je n'aurais pensé…

– Oui, approuve Enzo Richet, on se trompe parfois sur les gens. Les enfants jurent que les chats sont cachés dans votre grange à foin. Venez, allons voir ça, avant que cet individu soit de retour.

Nicolas Godard demande à son épouse d'attendre à l'intérieur de la maison et suit le gendarme. Les faisceaux des lampes de poche font une percée dans l'obscurité et le brouillard, ils balaient le gravier de l'allée et s'arrêtent enfin sur le cadenas de la grange.

– Pouvez-vous ouvrir, s'il vous plaît ? questionne M. Richet.

Mais le fermier esquisse un geste d'impuissance.

– Je suis désolé. J'ignore d'où vient ce cadenas. Cette vieille grange, je devais bientôt la démolir. Je ne la ferme jamais.

Max adresse un signe à ses copines, l'air de dire : « J'avais raison ! »

– Pas de problème, déclare le collègue gendarme, nous allons résoudre ça tout de suite, je vais chercher une pince !

Il repart en courant.

Max remarque soudain que la remorque a changé de position : son attache est maintenant dirigée vers la ferme – dans le sens du départ !

– Je le savais, chuchote le garçon à ses amies. Le kidnappeur veut s'enfuir. La remorque est prête à être attachée au pick-up. On est arrivés à temps.

Enfin la porte de la grange est ouverte. Le père de Max entre. Une odeur de foin, de moisissure et de poussière vient lui titiller les narines. Les rayons lumineux dansent à l'intérieur ; on découvre une charrette en très mauvais état, un vélo rouillé et des auges à cochons hors d'usage.

Les enfants sentent la panique monter en eux. La situation vient de virer au cauchemar… Ce qu'ils voient ne peut pas être vrai ! Ils étaient si sûrs d'eux ! Pourtant il n'y a pas de doute : les chats n'y sont pas. Pas de Melba, ni de Minka, ni de Léo.

Rien !

Michaël reste muet, mais dans ses yeux Flora aperçoit des larmes.

– Bon sang, les enfants, s'écrie le Dr Weber, vous nous avez mis dans une sacrée situation !

Il lance un regard confus vers les deux gendarmes.

– Je ne sais pas comment…, commence-t-il, avant d'être interrompu par un bruit de moteur.

Le pick-up vient d'arriver et manœuvre en marche arrière jusqu'à la remorque. Il s'arrête, le contact est coupé et le campeur en descend. C'est fichu !

– Bonsoir, tout le monde ! Qu'est-ce qui se passe, ici ? interroge le bonhomme d'un air détaché.

– Oh, juste une visite de routine, répond Enzo Richet.

– Je ne sais pas ce que vous cherchez, je suis bien désolé de ne pas pouvoir vous apporter mon aide. Je vais devoir partir, hélas…

Son visage prend une expression exagérément triste et il ajoute :

– Un décès dans la famille !

Il se dirige alors vers sa remorque et entreprend de l'atteler à son véhicule.

– C'est lui, le voleur de chats ! s'offusque Flora.

– Malheureusement, nous n'avons aucune charge contre lui ! réplique le père de Max. Nous ne pouvons pas le retenir ici.

À bout de forces, les enfants s'adossent au mur de la grange. Flora ne perçoit plus que l'obscurité et le souffle du vent dans les arbres. Elle a peur pour les chats et se sent coupable de n'être pas parvenue à les sortir d'affaire. Son cœur se serre.

Soudain Stracciatella lui saisit la main avec sa gueule, en prenant garde de ne pas la mordre, et l'attire avec douceur mais fermeté à l'intérieur de la grange. Elle veut lui montrer quelque chose. La fillette la suit, en se reprochant encore de ne pas l'avoir écoutée, la première fois où elle a essayé de les prévenir !

Les hommes ont une discussion très animée. Ils ne remarquent pas que les enfants rentrent dans la grange. La chienne s'arrête près de la vieille charrette et gratte la terre.

– Ici ! s'écrie Flora. Poussons la charrette !

L'opération demande un énorme effort aux enfants. La sueur leur coule le long des tempes. Le lourd engin de bois finit par céder et se déplace d'une vingtaine de centimètres. À l'endroit ainsi découvert, un monceau de paille dissimule une trappe dans le sol ! En pivotant sur ses gonds, elle fait entendre un puissant grincement, puis Max éclaire cette ouverture sombre. Le rayon de sa lampe est réfléchi par… des yeux ! Des yeux de chats ! Hourra ! Les enfants viennent de les retrouver !

Flora sort de la grange en courant. Les mots jaillissent de sa bouche dans le plus grand désordre :

– Trouvés, trappe, chats, on les a !

Mais le malfaiteur est déjà installé au volant de sa voiture. Il adresse un signe moqueur aux gendarmes désemparés et démarre. Le pick-up se met en mouvement, traverse la cour. Le kidnappeur prend la fuite ! Il va échapper à l'arrestation !

Mais, sortie du néant, une silhouette gesticulante se jette soudain sur le capot et oblige le brigand à stopper. Les freins crissent. L'apparition ouvre la portière et hurle :

– C'est toi qui as enlevé mon petit Carotte ! Tu vas voir ! Tu ne vas pas t'en tirer comme ça, je peux te le dire !

La silhouette n'est autre que celle de Mme Godard. Les gendarmes et le Dr Weber se précipitent vers elle pour l'aider à retenir le kidnappeur.

*

Le soleil brille sur la clinique, il paraît vouloir envelopper les chats sauvés des griffes de leur kidnappeur. Dans la cour flotte un parfum de reconnaissance, de joie et de pur bonheur. Et aussi une odeur de barbecue. Les larmes de soulagement coulent avec le champagne, et des gens qui ne se connaissaient pas jusqu'alors se tombent dans les bras.

La dame du kiosque plaisante avec Donatienne Laforge, les Godard complimentent les Gérald au sujet de la beauté d'Annabelle, « Madame Calculette » porte un toast avec les propriétaires de Choco et les parents de Coline. Ils sont tous là, assis sur des ballots de paille, avec leurs protégés sur leurs genoux. Le Dr Weber et les gendarmes sont occupés à faire griller des saucisses, Michaël se charge des boissons, et la mère de Flora a préparé des salades. Cela faisait longtemps qu'on n'avait pas organisé une telle fête à la clinique. Tout le monde est détendu et radieux.

Un journal local passe de main en main. En une, on peut lire : *Trois enfants et un chien déjouent les plans d'un trafiquant d'animaux.* Les invités n'arrêtent pas de féliciter les héros du jour. Et aucun des trois enfants ne boude son plaisir. Tout est oublié, les soucis et les malentendus. Même Michaël leur a pardonné d'avoir mis Melba en danger.

Le père de Flora s'en veut un peu de ne pas avoir accordé foi aux paroles de sa fille, alors il a accepté de garder la petite diva à poils roux à la clinique, à condition que son employé se charge de la bichonner !

– Bon, voilà qu'on a aussi un chat ! Si ça continue, on va pouvoir ouvrir un zoo ! a-t-il déclaré en riant.

Mais il est surtout très fier de sa fille.

En servant les grillades, Enzo Richet propose aux trois détectives en herbe de s'enrôler dans la gendarmerie quand ils seront grands, puis il reprend son sérieux et ajoute :

– Le voleur risque une peine de cinq ans d'emprisonnement. Et sans vous il courrait encore !

La femme de Nicolas approuve de la tête et serre Carotte contre son cœur. Elle envoie un grand coup de coude dans les côtes de son mari :

– Allez, dis-leur !

M. Godard lève son verre.

– Les enfants, grâce à votre intervention, nous avons retrouvé notre Carotte adoré, et nous vous en remercions ! Nous avons donc pris une décision…

Il se racle la gorge.

– Nous avons décidé d'offrir le porcelet que vous avez soigné à une ferme pédagogique, qui lui permettra de mener une longue vie heureuse avec plein d'autres animaux.

Flora saute dans les bras des deux éleveurs en s'étonnant de la quantité d'événements positifs que contient parfois une seule journée. Du coin de l'œil, elle remarque que sa chienne, l'air décidé, se dirige vers Melba, perchée sur une meule de foin. Avant que celle-ci ait le temps de comprendre ce qui lui arrive, la voici précipitée en bas de son trône. Stracciatella peut maintenant venir se blottir près de sa maîtresse, satisfaite de cette petite vengeance à l'égard de la griffeuse de museau. Une nouvelle fois, Flora est persuadée de voir sa chienne sourire.

Composition et mise en pages
Nord Compo à Villeneuve-d'Ascq

Achevé d'imprimer en avril 2016
par Novoprint
Imprimé en Espagne